Monika Hammerla

Der Alltag mit demenzerkrankten Menschen

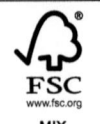

Monika Hammerla

Der Alltag mit demenzerkrankten Menschen

Pflege in den verschiedenen Phasen der Erkrankung

2. Auflage

Über die Autorin

- Fachpflegekraft für Gerontopsychiatrie und
  geriatrische Rehabilitation
- Gedächtnistrainerin nach Dr. F. Stengel
- Fachbuchautorin „Der Alltag mit demenzerkrank-
  ten Menschen", „Seniorenaktivierung kompakt",
  „100 Tipps zur Mundpflege", „Bewegen ist Leben".
- Patent für den „Greifzopf" Firma Wehrfritz
- Seit über 40 Jahren im medizinisch-sozialen Bereich tätig.
- Bis Oktober 2017 Leitung der sozialen Betreuung im Team
  der Flenderschen Stiftung in Seßlach
- Dozentin in verschiedenen Einrichtungen
- Ausbildung zur Palliativkraft im multiprofessionellen Team in Dresden 2017
- Workshops in Senioreneinrichtungen, Tagespflegen, Demenz-WG
- Ehrenamtliche Betreuung von pflegenden Angehörigen seit 2003.
- Von 2003 bis 2016 bei der FQA Kronach und Hof - Auditorin der FQA a.D.
- Mitglied bei der Deutschen Expertengruppe für Demenzbetreuung seit 2015

Bibliografische Information der Deutschen Nationalbibliothek:

Die Deutsche Nationalbibliothek verzeichnet diese Publikation
in der Deutschen Nationalbibliografie; detaillierte bibliografische
Daten sind im Internet über http: //dnb. dnb. de abrufbar.

© 2018 Monika Hammerla

Satz, Umschlaggestaltung, Herstellung und Verlag:
BoD – Books on Demand

ISBN: 978-3-7460-7386-6

Inhalt

Vorwort

Demenz – ein Schreckenswort unserer Zeit für Betroffene, Angehörige und Pflegende.

Im gleichen Maß, in dem unsere Gesellschaft altert, steigt die Häufigkeit der typischen Krankheiten des Alters. Dazu gehört auch die Demenz – früher als Altersschwachsinn bezeichnet und dem Alter in ähnlicher Weise zugeordnet wie Altersschwäche, Verschleiß des Bewegungsapparats oder nachlassendes Seh- oder Hörvermögen.

Mittlerweile wissen wir jedoch: Demenz ist keine Alterserscheinung, Demenz ist eine fortschreitende Erkrankung des Zentralnervensystems und eher mit Erkrankungen wie Multipler Sklerose oder Morbus Parkinson vergleichbar, jedoch sind die medikamentösen Behandlungsansätze von eher bescheidenem Effekt.

In Deutschland leiden heute etwa 1, 3 Millionen Menschen an Demenz, und diese Zahl wird weiter zunehmen.

Für den Kranken ist es ein allmähliches Versinken in eine eigene Welt, die Vertrautheit mit den Dingen und Personen des Alltags geht unwiederbringlich verloren. Unmerklich zuerst, sorgsam verborgen vor anderen, beschämt von den fragenden Blicken der Kinder und Freunde, vom Kichern und Lachen der Enkel, dann Angst und Ratlosigkeit in den kleinsten Dingen. . .

Es ist kein fröhliches Vergessen, es macht ratlos, rastlos, wütend, ängstlich, die vertraute Welt geht aus den Fugen. . .
Für Angehörige und Pflegende wird es zunehmend schwieriger, in die Welt des Kranken vorzudringen.

Wir wissen fast nichts über diese innere Welt, aber wir wissen sehr genau, welches Leid für die Betroffenen, Angehörigen und Pflegenden entsteht, wenn es nicht gelingt, Brücken der Verständigung als Zugänge in diese Welt zu bauen.

Demenzkranke können unsere Welt der Worte und Begriffe nicht mehr entschlüsseln, nichts mehr anfangen mit Gesichtern, Namen und Daten, mit den Gegenständen des Alltags. Sie haben aber oft erstaunliche Ressourcen in ihrer emotionalen Erinnerung, die Angehörige und Pflegende nutzen können, um ein Leben mit Lebens-Wert zu ermöglichen – Klänge, Gerüche, Rituale von früher, die mit Wohlbefinden und Glück verwoben sind.

Die Lebensgeschichte des demenzkranken Menschen enthält oft den Schlüssel, der selbst in fortgeschrittenen Stadien der Krankheit seine emotionale Welt öffnen kann und seine Bedürfnisse verstehen und erfühlen lässt.

Achtsam und einfühlsam beobachten und reagieren – kann über Musik, Berührung, Bewegung, aber auch religiöse Ansätze ein neuer Kommunikationsweg zum dementen Patienten geschaffen werden, der besseres Verstehen und Eingehen auf seine Wünsche und Bedürfnisse ermöglicht.

Dieses Buch soll Sie beim vorsichtigen Ertasten und Erfühlen dieses Weges zum Kranken anleiten, ob Sie nun als pflegende Angehörige oder als beruflicher Betreuer mit Demenzkranken umgehen.

Eine solche Anleitung hätte mir nach meiner Niederlassung als Allgemeinarzt manche Erlebnisse der Hilflosigkeit und manchen aus Verlegenheit erfolgten Griff zum Rezeptblock erspart – Demenzkranke brauchen die richtige Pflege nötiger als all die vermeintlichen Errungenschaften der Pharmaindustrie.

Oberhausen, 6. 1. 2009

Ulrich E. Hammerla
Facharzt für Allgemeinmedizin
Naturheilverfahren
Hausarzt-Psychosomatische Grundversorgung

Einführung

Verehrte Leserinnen und Leser,
im Rahmen meiner bisherigen Berufstätigkeit konnte ich in verschiedenen, aufeinander aufbauenden Phasen über fast vier Jahrzehnte Erfahrung im Umgang mit der Pflege und Betreuung von Demenzkranken sammeln. Während meiner Ausbildung zur Arzthelferin in einer Praxis für Allgemeinmedizin in den 1970er Jahren war eine aktivierende und rehabilitierende Behandlung von Patienten mit dementiellen Symptomen noch eher die Ausnahme. In meiner späteren Tätigkeit als Fachkraft in der Ambulanz bildete die Betreuung alter und damit auch von Demenz betroffener Menschen den Schwerpunkt der Arbeit. Hier war besonders auffällig, dass manche Familien mit der Aufgabe der Pflege eines Erkrankten gut zurechtkamen und damit eine Pflegeatmosphäre tendenziell allseitiger Zufriedenheit erzielt wurde.

Für andere Familien hingegen war diese Aufgabe eine starke Belastung, z. T. eine Überforderung. Gleichzeitig konnte ich die Beobachtung machen, wie langjährig tätige, erfahrene Gemeindeschwestern mit den betreuten Personen, unabhängig von deren Zustand und Reaktionen, intensiv einen zugewandten wertschätzenden Umgang pflegten. Dies war eine Haltung, die mir später während meiner Weiterbildung als »validierender Umgang« in der Fachliteratur wieder begegnete. Diese wertschätzende Haltung wurde mir in ihrer Bedeutung sowohl für die Lebensqualität der betreuten Personen als auch für die langfristige Arbeitszufriedenheit und damit Einsatzbereitschaft der pflegenden Personen während meiner Ausbildung und Tätigkeit in der Altenpflege immer bewusster und wertvoller.

Daraus ergaben sich für mich zwei Folgerungen:

Zum einen die kontinuierliche Weiterbildung, zunächst zur Fachpflegekraft für Gerontopsychiatrie und Geriatrische Rehabilitation, später zur Fachtherapeutin für Gedächtnistraining nach Dr. Franziska Stengel und Palliativpflegekraft.

Durch die Weiterbildungen wurde ich in die Lage versetzt, im Sinne eines wertschätzenden Umganges mit den Kranken dabei zu helfen, ihre noch vorhandene Fähigkeiten zu nützen und durch Training und Herausforderung ohne Überforderung so lange wie möglich zu erhalten und damit den Krankheitsverlauf zu verlangsamen. Gleichzeitig wird dadurch das Wohlbefinden der Kranken in ihrer Situation des Verlustes ihrer gewohnten Fähigkeiten entschieden verbessert.

In der letzten Lebensphase muss sich das Angebot der Pflege verändern, das Umsorgen und begleiten des zu betreuenden Menschen nimmt hier den wichtigsten Raum ein.

Zum anderen widmete ich mich mehrere Jahre der Arbeit mit Angehörigen von dementiell Erkrankten, um ihnen das notwendige Wissen über das Krankheitsbild »Demenz« zu vermitteln. Durch ausreichende Kenntnisse und daraus erwachsende Konsequenzen für die eigene Haltung zu der betreuten Person und für den Ablauf der täglichen Pflege und Betreuung kann eine Situation tendenzieller Belastung und Überforderung für alle Beteiligten entscheidend verbessert und entspannt werden. Hierzu gehört auch das Wissen um die Möglichkeit externer Hilfen, wenn pflegende Angehörige selbst nicht weiter wissen. Durch das genannte Wissen können zeitliche und emotionale Freiräume entstehen, die Kranken und Pflegenden zugutekommen. Das Bemühen, pflegenden Angehörigen Rat und Hilfe zu vermitteln, war für mich auch der Impuls, dieses Buch zu schreiben, in dem vielfältige praktische Informationen, vom allgemeinen zu beobachtenden Krankheitsverlauf der Demenz bis hin zu detaillierten Hinweisen im medizinisch/diagnostischen Bereich, zu rechtlichen Fragen und technischen Hilfsmitteln kurz und übersichtlich zusammengestellt sind.

Ich wünsche allen Leserinnen und Lesern, dass sie aus der Lektüre Rat und Hilfe für die täglichen Aufgaben in der Betreuung und Pflege von Menschen mit Demenz ziehen können. Für Anregungen zur Erweiterung und Vertiefung einzelner Teilbereiche bin ich dankbar.

Zum Gebrauch des Buches

Die sieben Phasen der Alzheimerdemenz nach Barry Reisberg

B. Reisberg hat die Alzheimerdemenz in sieben Phasen genau beschrieben. Diese Phasen werden anhand der vorhandenen Fähigkeiten und Defizite festgestellt; Auf dieser Basis werden die jeweils geeigneten Pflege-und Betreuungsmaßnahmen ermittelt und durchgeführt.

Dieses Buch gliedert sich in sieben Kapiteln den genannten sieben Phasen entsprechend.

Kapitel 1

1. Phase

In der ersten Phase der Krankheit haben die Betroffenen keinerlei Einschränkungen im Leben. Alle Aktivitäten im Beruf und im privaten Bereich sind ohne Probleme durchzuführen. Die Persönlichkeit und die Intelligenz sind völlig unauffällig. Konzentration, Kurzzeitgedächtnis, Langzeitgedächtnis, Orientierung, Alltagskompetenz und selbständige Versorgung der Person, die Sprache, die *gesamte Psychomotorik, Stimmung und Verhalten sowie die konstruktive* Rechenfähigkeit zeigen keine subjektiven oder objektiven Veränderungen. (#http: //doctorchat. de/cms/pic/bcrs. htm, 18. Juni2006. #) Die Symptome setzen schleichend ein und schreiten allmählich fort. Jeder Mensch hat sein persönliches Krankheitsbild, geprägt durch seine Ressourcen, die zum einen genetisch, zum anderen durch erlernte Fähigkeiten bedingt sind. In Abhängigkeit davon kommen Symptome der Demenz früher oder später geistig und körperlich zum Tragen. Die erste Phase nach B. Reisberg wird auch die symptomfreie Phase genannt. Diese kann sich über Jahrzehnte erstrecken.

Bei erstem Verdacht auf eine dementielle Erkrankung ist eine fachgerechte Diagnose unerlässlich.

Steht die Diagnose fest, wird bei allen Beteiligten, trotz Betroffenheit, auch Erleichterung zu spüren sein. So kann manches merkwürdige Verhalten der Vergangenheit jetzt leichter eingeordnet werden.

Wichtig ist es nach der Diagnose »Demenz« festzustellen in welcher Phase sich der Betroffene befindet, darauf sind alle Aktivitäten der Betreuung und Pflege abzustimmen.

Alle Aktivitäten, Elemente der Betreuung und Pflege sollen vor allem dazu dienen, Menschen mit Demenz die Fortsetzung eines selbständigen Wohnens unter Beibehaltung ihrer Würde und Lebensfreude zu ermöglichen. (# technische Hilfen für Demenzkranke #)

Durch entsprechende Betreuungskonzepte ist es möglich, ein Fortscheiten der Krankheit zu verlangsamen und die nur wenig beeinträchtigten Phasen zu verlängern.

In den folgenden Kapiteln werden für jede Krankheitsphase 13 »Aktivitäten des täglichen Lebens« beschrieben, in denen die Pflegenden durch Aufgreifen biographischer Merkmale eine Brücke zum Betroffenen schlagen können. Dazu ist es wichtig, zu wissen, wie das Leben des Betroffenen früher aussah. Angehörige und Pflegende sollten wissen, dass im Verlauf einer Demenzerkrankung Verhaltensweisen, die in der Kindheit erlernt wurden, wieder verstärkt erscheinen. Je mehr die Krankheit Demenz fortschreitet und das aktuelle Wissen untergeht, desto wichtiger wird für den Betroffenen die Vergangenheit und desto hilfreicher sind möglichst genaue biographische Informationen über den Erkrankten.

Die Identität des Betroffenen kann durch Einbeziehen detaillierter Biographiekenntnisse noch lange aufrechterhalten werden. Jahrzehntelange gepflegte Gewohnheiten in allen Lebensbereichen sind meist fest in einer Person verankert. Ein möglichst umfassendes und genaues Wissen kann so für die betreuende/n Person/en eine wichtige Brücke zur Persönlichkeit des Betreuenden bilden. Jede noch so unwichtig erscheinende Einzelinformation kann ein wertvolles Steinchen im Lebensmosaik darstellen, über das der Kontakt zur betreuenden Person gelingen kann. Biographische Kenntnisse zur betreuten Person sind zunächst von den Angehörigen zu erfragen. Hierzu kann das Ausfüllen eines klar strukturierten und detaillierten Fragebogens dienen.

Wenn Informationen von Angehörigen nicht zur Verfügung stehen, müssen sich Pflegende selbst ein Bild von der Persönlichkeit des Betreuten machen. Hierzu ist die genaue Beobachtung gerne ausgeführter Tätigkeiten (z. B. Kochen, Handarbeit, Putzen, Aufräumen, Schreiben), die gut in Erinnerung geblieben sind, und gut gekonnte Gedichte oder Lieder sowie Vorlieben beim Essen hilfreich. Hierzu kommt die Art und Weise, wie der

Betreute auf eine bestimmte Ansprache, ein bestimmtes Aktivierungsprogramm reagiert.

Entsprechende Aufnahme und Mitgehen sind genauso aussagefähig wie Desinteresse und Abwehr und sollten wahrgenommen werden.

Eine abgerundete Information über die Biographie und Persönlichkeit eines Betreuenden entsteht nicht unter dem Druck des Abfragens, sondern wächst durch sensible Aufmerksamkeit über längere Zeit.

Wichtig ist es auch, dass die biographischen Details nicht nur einer pflegenden Person bekannt sind, sondern auch möglichst detailliert niedergelegt werden (Pflegeplanungen bzw. Tagesstruktur), so dass bei einem Wechsel in der Pflege auch andere Personen darauf zurückgreifen können.

Diagnostische Werkzeuge bei dementiellen Syndromen
Von Prof. Dr. J. Kraft, Zentrum für Geriatrie, Coburg

Derzeit beträgt die durchschnittliche Dauer zwischen ersten merkbaren Symptomen einer Demenz und dem Beginn einer qualifizierten Diagnostik in Deutschland über vier Jahre. »**Warum überhaupt (Früh)-Diagnostik der Demenz?**« Mit dieser Frage wird man auch heute noch selbst in Fachkreisen gelegentlich konfrontiert.

Alle, die dementiell Erkrankte und deren Bezugspersonen betreuen, geben hier eindeutige Antworten, die durch die gerontologische Forschung gestützt werden:

- Die Diagnose ist die Basis einer adäquaten und stadiengerechten Therapie.
- Verlauf und Auswirkungen der Demenz sind bei allen Betroffenen mit stadiengerechter Therapie und adäquaten Interventionen positiv zu beeinflussen.
- Ca. 10 % aller dementiellen Syndrome sind bei rechtzeitiger Diagnose heilbar.

- Durch die Diagnosestellung bekommen viele Patienten überhaupt erst die Chance einer psychosozialen, medizinisch-therapeutischen und pflegerischen Unterstützung.
- Eine Diagnosestellung macht erfolgreiche Coping-Strategien möglich: Der Teufelskreis von Scham, Frustration, Depression und Aggression, den derzeit die allermeisten Betroffenen auf Grund fehlender Diagnostik durchlaufen müssen lässt sich insbesondere bei kompetenter früher Intervention positiv beeinflussen und selbst bei noch (nicht) heilbaren Formen erträglicher gestalten.

Zusammengefasst besteht kein Zweifel, dass die Frühdiagnostik kognitiver Beeinträchtigungen essentiell ist und den Verlauf positiv beeinflusst.

Wer diagnostiziert? Primärer Ansprechpartner auch bei Gedächtnisstörungen sollte der behandelnde Hausarzt, Neurologen und Gedächtnisambulanzen sein. Alle Berufsgruppen, die mit älteren Menschen arbeiten, entwickeln zunehmende Kompetenz beim Umgang mit dementiell Erkrankten. Daher ist von Beginn an der Austausch und die enge Zusammenarbeit sehr wichtig.

Welches sind die essentiellen Schritte einer Demenzdiagnostik?
Im Zentrum steht die **Eigen- u. Fremdanamnese.** Entscheidend ist stets der Einbezug der Bezugspersonen, was mit Sensibilität und Feingefühl geschehen soll.

Eine weitere unabdingbare Säule ist die **körperliche Untersuchung**, die die Voraussetzung dafür ist, Funktionsdefizite zu erkennen und zu bewerten. Hierzu gehören neben der üblichen Einschätzung von Herz-/Kreislaufsystem, Sinnesorganen, und einem auch von Hausarzt und Internist durchführbaren neurologischen Befund insbesondere auch Elemente des geriatrischen Assessments.

Das **Assessment** enthält die **Funktionsdiagnostik** (Organ- und Alltagsfunktionen wie z. B. Mobilität, Kontinenz, Ernährung), die pflegerische Diagnostik bzgl. Kompetenz und Hilfsbedürftigkeit bei der Selbst- und Fremdpflege, die Einschätzung einer evtl. Rehabilitationsmöglichkeit, die Erfassung der persönlichen Lebensplanung des Betroffenen und die gemeinsame Erarbeitung eines individuellen Zieles. Die Erhebung des Barthel-Index, einer genauen Pflegeanamnese u. ggfs. auch Selbsteinschätzungsskalen wie die Bayer-Skala erlauben es, den Hilfs- und Unterstützungsbedarf fachgerecht einzuschätzen. Besonders bewährt hat sich die Reisberg-Skala **Psychometrischen Screeningtests** kommt eine besondere Bedeutung zu. Der am häufigsten geführte Test, der allerdings erst mittelschwere Stadien detektiert, ist der MMSE nach Folstein. Weitere Kurz-Screening-Tests sind der Clock-Test z. B. in der Auswertung nach Shulman, der GDS (Geriatrische Depressions-Skala) in der Kurzform nach Yesavage, der DemTect oder der TFDD.

Vertiefende Testverfahren, die meist nur in psychiatrischen oder geriatrischen Gedächtnisambulanzen durchgeführt werden, erlauben wesentlich differenziertere Aussagen als die vorgenannten Screeningtests, allerdings ist ihr zeitlicher Umfang deutlich größer. Genannt seien hier unter anderem die Testbatterie CERAD, das Nürnberger Altersinventar (NAI) und SIDAM und ADAS. Eine fachgerechte Diagnostik beinhaltet neben einer Beurteilung von Affekt und Verhalten differenzierte Aussagen zu den Funktionsbereichen visuell-räumliche Wahrnehmung, Aufmerksamkeit, Gedächtnis/lernen intellektuelle und exekutiven Leistungen. Gerade in der Frühdiagnostik lassen sich bestimmte Demenzformen testpsychologisch oft sehr gut unterscheiden, wohingegen beim weiteren Fortschreiten der Erkrankungen sich die unterschiedlichen Demenztypen immer uniformer verhalten.

Die **Labordiagnostik** gehört zu den Basismaßnahmen. Ihr Wert liegt vor allem darin, andere differentialdiagnostisch zu berücksichtigende Erkrankungen wie Schilddrüsenfunktionsstörungen, Elektrolytstörungen und Exsikkose, sowie weitere internistische Ursachen akuter und chronischer Verwirrtheit abzugrenzen. Als obligat gelten hier die Bestimmung des Blutbildes einschließlich Differentialblutbild, der Blutsenkung, Natrium, Kalium, Kalzium, der Leberwerte (Gamma-GT, AST, ALT, AP), der Nierenwerte (Kreatinin, Kreatinin-Clearance, Harnstoff), der Glukose evtl. einschließlich HbA1c, des TSH sowie der Vitamin B12 u. Folsäurespiegel. Bei klinischem Verdacht kommen fakultativ z. B. hinzu: Borrelien-Titer, Harnsäure, Lipidstatus, Urinstatus, HIV-Test, Toxikologie, Drogenscreening, Liquordiagnostik, Lues-Serologie. Der Wert von Bestimmungen z. B. des Tau-Proteins und anderer v. a. mit M. Alzheimer verbundenen Proteinen (in Liquor und Serum) ist derzeit Gegenstand intensiver Forschung.

Zumindest einmal in der Krankengeschichte sollte eine **Bildgebung des Gehirns** erfolgen. Dies ist insbesondere wichtig zur Unterscheidung von Verwirrtheitszuständen, die auf Tumore, ein Hydrocephalus, ein Schlaganfall oder multiple Ischämien, subdurale Hämatome oder Atrophien zurückzuführen sind. Im MRT sind kleinere Läsionen sowie Schrankenstörungen besser beurteilbar als im CCT. Kostenaspekte müssen hierbei beachtet werden. Andere Verfahren wie SPECT oder PET sind derzeit Gegenstand der Forschung und können die wissenschaftliche Diagnostik bereichern. Eine EEG-Diagnostik soll bei klinischem Verdacht auf Anfallsgeschehen erfolgen, trägt aber meist sonst zur Diagnostik der Demenz nur wenig bei.

Es ist zu hoffen, dass sich insbesondere mit der weiteren Verbreitung von psychiatrischen und geriatrischen bzw. auch interdisziplinären Gedächtnissprechstunden die derzeit noch fatal lange Zeit bis zu einer qualifizierten Diagnose verkürzen wird. Eine besondere Chance liegt darin, interdisziplinäre Demenznetzwerke zu etablieren, durch die niederschwellig und mit praktikablem Aufwand die Qualität der Versorgung nicht nur in den Metropolen, sondern auch im kleinstädtischen und ländlichen Bereich verbessert wird. Gerade durch die aktuellen Forschungsergebnisse zeigt sich, dass sich der Verlauf vieler verschiedener dementieller Erkrankungen umso besser beeinflussen lässt, je eher eine spezifische Therapie erfolgt.
»Zeit ist Hirn«!

Prof. Dr. med. Johannes W. Kraft 10/16

1. 1   Kommunizieren

Kommunikation bedeutet laut Duden: Verständigung untereinander, Verbindung, Zusammenhang.

Miteinander zu reden ist ein menschliches Grundbedürfnis. Funktionieren verbale Kommunikationstechniken nicht mehr, können nonverbale Formen erfolgreich sein. Pflegende zu Hause wissen, wie die Kommunikation früher funktionierte. Im Verlauf einer dementiellen Erkrankung wird sich das Kommunikationsverhalten verändern. Ein wortkarger Mensch verändert sich vielleicht im Laufe der Krankheit, teilt sich vielleicht stärker mit oder wird ganz stumm.

Menschen mit Demenz verlieren ihre bisherigen Fähigkeiten zu kommunizieren. Pflegende müssen diese Tatsache immer wieder mit einbeziehen. Hilfreich sind hier auf die Fähigkeiten des Betreuten abgestimmte Kommunikationstechniken, die die Betreuungsperson lernen kann.

Alle technischen Hilfsmittel, die die Kommunikation verbessern, sollten genutzt werden.

Hierzu gehören Brillen, Hörgeräte, Prothesen, die die Artikulation verbessern.

Auf regelmäßige Erneuerung bzw. Wartung ist dabei zu achten.

In Bezug auf die Sehkraft ist auch der Abstand bei der Kommunikation von Bedeutung:

Weitsichtige ohne Sehhilfe sehen in der Nähe bis 40 cm Abstand verschwommen, Kurzsichtige ohne Korrekturbrille sehen in einem Abstand über 60 cm nur mehr ungenau unter großer Anstrengung.

1. 2   Sich bewegen

Hierbei ist zu beachten, dass es verschiedene Bewegungstypen gibt: Sportliche Menschen haben Freude an der Bewegung, solange sie sie ausführen können. Gleichzeitig haben sie körperliche Grundkondition, die im Alter eine Ressource an Vitalität sein kann.

Menschen dieses Typs sind leicht zur Bewegung und zu angemessenen sportlichen Aktivitäten zu motivieren. Es gibt jedoch auch das Gegenteil, den Typ des Bewegungsmuffels. Entweder hatte dieser Typ nie Freude an der körperlichen Bewegung, vielleicht weil ihm diese nie vermittelt worden ist, oder er ist durch körperliche Verschleißerscheinungen wie Arthrose oder Krankheiten wie Rheuma in seiner Bewegungsmöglichkeit und -freude stark eingeschränkt. Hier könnten angepasste, sanfte Bewegungsangebote in einer Gruppe ähnlich körperlich Beeinträchtigter zu einer Aktivierung führen.

Grundsätzlich bewirkt Bewegungsmangel eine rasche Abnahme der Muskelsubstanz, ein Nichtbewegen eines Gelenkes führt zu dessen Versteifung, die nach vier bis sechs Wochen nicht mehr zu beheben ist.

Seit Jahren beobachten Sportwissenschaftler, dass sportliche Senioren leistungsfähiger und mental fitter sind als Bewegungsmuffel. Regelmäßiges moderates aerobes Training führt zu einer Erhöhung des Proteins BD-NF(Brain-Derived Neurothropic Faktor), dieses Eiweiß ist im Gehirn vor allem in den Nervenzellen des Hippocampus, der Hirnrinde nachweisbar. Das Absinken der BDNF-Produktion in Folge von Alterungsprozessen setzt die Fähigkeit des Gehirns zur Verknüpfung und Neubildung von Nervenzellen herab. (Focus S. 122, 2015)

Zu Beginn der Erkrankung ist ein gezieltes Trainieren gut möglich. Hier kann Teilnahme an Seniorensportgruppen und Physiotherapie hilfreich sein. Je beweglicher der Erkrankte ist, desto mehr kann ihm diese Fähigkeit später helfen, solange wie möglich ein selbständiges Leben zu führen, auch wenn nach und nach Einschränkungen auftreten. Beratungen in Stadtteilen nach Neigungsgruppen sind sinnvoll

Gezieltes Training erhält vorhandene Fähigkeiten und trägt dadurch positiv zu Selbstwertgefühl und Lebensfreude bei.

Im stationären Bereich wird zum Einzug auf eine Erhaltung der Ressourcen geachtet. Die Fachkraft kennt im Umfeld geeignete Angebote, sie hat ein Verzeichnis und kennt durch ein gutes Netzwerk die jeweiligen Kontaktpersonen, die für eine individuelle Bewegung für den neuen Bewohner in Frage kommen.

Buchtipp: Monika Hammerla, Bewegen ist Leben, Schlütersche Verlagsgesellschaft 2016

1. 3   Vitale Funktionen

Ältere Menschen sind es aus ihrer früheren Erfahrung selten gewohnt, dass dem eigenen Körper und seiner Funktion große Aufmerksamkeit gewidmet wird. Deshalb ist ihnen auch häufig nicht bewusst, dass sich bestimmte Krankheiten durch eine gesunde Lebensführung vermeiden lassen. Aus diesem Grunde werden überwiegend von älteren Menschen die empfohlenen Vorsorgeuntersuchungen, durch die sich entwickelnde Krankheiten in einem frühen, gut behandelbaren Stadium erkannt werden können, nicht im ausreichenden Maße wahrgenommen. Der menschliche Körper kann Funktionsstörungen über lange Zeit kompensieren, bis er krankheitsbedingte Ausfallerscheinungen zeigt. Als Beispiele seien hier Stoffwechselkrankheiten wie Diabetes, Gicht und krankhafte Veränderungen der Blut-Cholesterinwerte, aber auch hoher Blutdruck, Rheumatismus, Arthrose und Demenz genannt. Veränderten Blutwerten bei Altersdiabetes kann mit Bewegung und Diät begegnet werden, schon bevor eine medikamentöse Behandlung nötig ist. Erhöhter Blutdruck muss wegen des damit verbundenen Schlaganfallrisikos durch geeignete Medikation auf eine verträgliche Höhe eingestellt werden. Rauchen sollte schon wegen der Gesundheitsrisiken unterlassen werden, mit dem zunehmenden Verlust bisher gewohnter Fähigkeiten des

Gehirns im Laufe der Demenzerkrankung stellt Rauchen durch die damit verbundene Brandgefahr auch ein Sicherheitsrisiko für den Betroffenen und andere Personen dar. ☞ *. *(Kap. 6. Phase 6. 11.) Alkoholgenuss in Maßen ist zunächst unbedenklich, Richtwert ist hier ein Schoppen Wein, d. h. 0, 25 l am Tag bei Männern, bei Frauen hiervon nur zirka die Hälfte. Gewarnt werden muss jedoch vor Alkoholgenuss bei Einnahme von Medikamenten, die in Verbindung mit dementiellen Abbauprozessen im Gehirn zu akuten Verwirrtheitszuständen führen kann.

1. 4   Sich pflegen

Die Hygienevorstellungen älterer Menschen, die diese vor 60, 70 oder noch mehr Jahren erworben haben, unterscheiden sich oft deutlich von heutigen Körperhygiene- und Körperpflegegewohnheiten.

Vor 60 Jahren musste das Badewasser auf dem Land teilweise noch vom Brunnen geholt werden, es gab einen Badetag in der Woche, an dem das Badewasser erwärmt wurde, so dass ein wöchentliches Vollbad schon die Obergrenze der Ganzkörperpflege darstellte. Auch hierbei zeigt sich die große Bedeutung biographischer Kenntnisse bei den Pflegenden. Seit den 50-iger Jahren wird eine Bad- und Pflegekultur wahrgenommen.

Wichtig ist auch das früher, bis auf die Ausnahme der Freikörperkultur-Bewegung, schambesetzte Verhältnis zum nackten menschlichen Körper. Kinder sahen ihre Eltern nie nackt, auch in den Massenmedien gab es selten Darstellungen nackter Menschen, diese beschränkten sich auf Werke der bildenden Kunst. Sie wurden nur von Angehörigen der Bildungsschicht zur Kenntnis genommen und hatten auch in diesen Fällen kaum Auswirkungen auf die alltäglichen Gewohnheiten.

1.5   Essen und trinken

Mit zunehmendem Alter verändert sich der menschliche Körper, die eigenen Zähne werden locker, Zahnprothesen können nach längerem Gebrauch ihre Passform und ihren Halt verlieren. Regelmäßige Besuche beim Zahnarzt sind zu Beginn der Krankheit noch kein Problem. Buchtipp: 100 Tipps zur Mund-und Zahnpflege bei Pflegebedürftigen, Monika Hammerla, Brigitte Kunz Verlag 2014

Die Speichelproduktion kann, manchmal durch Medikamente verstärkt, herabgesetzt sein. Die Geschmacks- und Geruchswahrnehmung sind häufig vermindert, dadurch kann der Appetit verändert sein. Bei verändertem Appetit, aber noch vorhandenem

Geruchssinn ist eine Anregung der Esslust über Geruchseindrücke, die direkt Erinnerungen hervorrufen können, möglich. Die Essensvorlieben können sich verändern, häufig tritt eine Neigung zu Süßspeisen auf. Grundsätzlich jedoch sind meist althergebrachte Gerichte aus der Kinder- und Jugendzeit besonders beliebt. Häufig ist das Wissen um lebensnotwendige Inhaltsstoffe der Nahrung nicht vorhanden. Die Altersarmut beziehungsweise Kauschwierigkeiten stellen ein weiteres Problem bei der ausgewogenen Nahrungsaufnahme dar. Für die aus neueren medizinischen Erkenntnissen bekannte Bedeutung der Flüssigkeitsaufnahme ist es wichtig, zu wissen, dass früher regelmäßiges und ausreichendes Trinken, auch bei sommerlicher Hitze, eher ungewohnt oder gar v. a. bei Frauen verpönt war.

Die Neigung, zu wenig zu trinken, kann ihren Grund auch im Vermeiden häufiger Toilettengänge haben.

Bei zunehmender Demenz wird das Trinken häufig vergessen, was im Extremfall zu einer Verstärkung der Verwirrtheitssymptome führen kann.

Bei Essen sollte eine entspannte Atmosphäre herrschen. Wichtig ist auch die Tischkultur, die der Erkrankte gewohnt ist. Wurde in der Küche gegessen oder gab es ein Esszimmer, gab es besonders gutes Geschirr nur für festliche Anlässe?

1. 6   Ausscheiden

Für die heute um die 85-jährigen ist der Bereich der Verdauungsauscheidungen häufig mit Ekel- und Schamgefühlen besetzt.

Eine oft zu frühe oder zu strenge Sauberkeitserziehung hat zu einer Tabuisierung dieser Körperfunktionen geführt. Daraus können massive Abwehrreaktionen beim Erkrankten, z. B. bei der Begleitung zur Toilette resultieren. Je mehr Wissen der Pflegende von dem Betroffenen hat und je mehr er peinliche Situationen zu vermeiden sucht, bzw. unvermeidliche Peinlichkeit durch Freundlichkeit, Zuwendung oder Ablenkung mildern kann, desto entspannter kann dieser kritische Bereich behandelt werden.

1. 7   Sich kleiden

Kleidungsgewohnheiten gehen durch die tägliche Wiederholung des Anziehens in Fleisch und Blut über. Auch die fest eingespielten in immer gleicher Reihenfolge ablaufenden Vorgänge des An- und Auskleidens spielen bei zunehmender Demenz eine wichtiger werdende Rolle als bekanntes Element. Für die ältere Generation gehörte die Unterscheidung von Alltags- bzw. Arbeitskleidung und »Sonntagsstaat« zum Verlauf einer Woche. Frauen trugen Schürzen zur Arbeit, ältere Frauen, besonders Witwen, kleideten sich v. a. in gedeckten und dunklen Farben, wurden dadurch tendenziell unsichtbar. Die Menschen hatten weniger Kleidungstücke, so dass die einzelnen Teile länger getragen werden mussten, mit der Notwendigkeit wiederholter Reparatur. Von früher gewohnte Kleidung gibt Sicherheit und vermittelt Vertrautheit, man fühlt sich wohl in seiner Haut.

1. 8   Ruhen und schlafen

Ruhe und Schlaf sind anfangs nicht verändert. Die Notwendigkeit eines altengerechten Bettes sollte erwogen werden. Pragmatische Lösungen, wie unter jedem Bettfuß ein ca. 15 cm hoher, durch große Auflageflächen nicht kippgefährdeter Holzquader, helfen schon beim Zubettgehen und Aufstehen.

1. 9   Sich beschäftigen und Tagesstruktur

Wie verbrachten die Menschen vor 50, 60, 70 Jahren ihre Freizeit? Welchen Berufen gingen sie nach, wo und wie erwarben sie Geschicklichkeit und Fähigkeiten? In Auszügen aus der Facharbeit (*#Häusliche Pflege von dementen Angehörigen und Möglichkeiten der Entlastung in der Stadt Rödental für pflegende Angehörige, M. Hammerla, 2002#*) siehe Anhang.

Hobbies wurden von allen Befragten gepflegt, jeder Befragte hatte seinen Bereich, dem er in seiner Freizeit zur Entspannung nachging. Es wurde viel gesungen. Die Lieder der Kindheit, Kirchenlieder, ein vertrautes Instrument oder die Schlager von früher zu hören, sind ein wichtiger Schlüssel, um mit einem Menschen mit Demenz in Kontakt zu treten. Musik wird bei zunehmender Demenz immer wichtiger, um Kontakt zum Betroffenen aufzunehmen.

Beschäftigungen, die jahrzehntelang eingeübt wurden, sind lange abrufbar.

Die Frauen arbeiteten im Garten oder hatten Handarbeit als Ausgleich. Bei den männlichen Befragten war Wandern der Favorit.

Arbeit und Hobbies sind für spätere Aktivitäten eine große Ressource. Was gerne getan wurde, geht noch lange von der Hand, motiviert noch, wenn kognitive Einschränkungen schon da sind. Bekannte und beliebte Fähigkeiten werden noch lange verrichtet und gerne gezeigt. Die Inhalte der Beschäftigung sollten den Interessen der Menschen mit Demenz angepasst sein. Die Emotionalität bleibt gegenüber dem Gedächtnisvermögen erhalten, deshalb sollten Gruppenaktivitäten (nicht > 10 Personen) mit heiteren Beiträgen, Biographie, Singen im Vordergrund stehen. Im häuslichen Bereich können pflegende Angehörige durch ihr Wissen um die Familiengeschichte viel zur Entspannung des Betroffenen beitragen. Das Wissen der Angehörigen ist ein wichtiger Schlüssel zur Ressource der Betroffenen.

Bei der Freizeitaktivität gab es große Unterschiede zwischen den Menschen in Städten und der Landbevölkerung.

1. 10   Sich als Mann/Frau fühlen

Prägenden Einfluss auf Befindlichkeit eines Menschen hat immer seine Stellung in der Geschwisterkonstellation. Ein Einzelkind wird sich anders erleben als ein Kind unter vielen Geschwistern, ein Erstgeborenes hat kaum Schwierigkeiten, Verantwortung zu übernehmen. Ein behütetes Nesthäkchen hat später wahrscheinlich keine Schwierigkeit, Zuwendung anzunehmen. Gerade früher mussten Mädchen häufig die kleinen Geschwister hüten, dies hatte für viele Frauen bis in ihr Erwachsenenleben prägenden Einfluss. Viele alte Frauen erzählten in der Befragung in Rödental, sie wollten nie viele Kinder haben, so wie sie das von zuhause kannten, immer wurde Verzicht verlangt. Einige alte Rotkreuz-Schwestern wählten aus diesem Grund den Beruf, um sich nicht mit Kindern und Haushalt herumplagen zu müssen. Bei Menschen mit Demenz muss allen Pflegenden bekannt sein, wie Kindheit, Erwachsenenalter verliefen, alle markanten Lebensabschnitte sind wichtige Türöffner zum Betroffenen.

In der Beziehung zwischen Mann und Frau hat sich in den letzten 50 Jahren ein starker Wandel vollzogen. Heute hochbetagte Ehefrauen erhielten früher überwiegend ein anderes Rollenbild eingeprägt, wie wir es heute als Frauen nur noch schwer nachvollziehen können.

Durch viele Schwangerschaften und Geburten mussten Frauen oft mit Entbehrungen leben.

Dieses Rollenbild ist fest eingeprägt, bei fortschreitender Demenz wollen Frauen zu ihren Kindern und diese versorgen.

Alte Bilder erscheinen immer wieder. Bei Männer betrifft dies häufig ihre Rolle als Ernährer der Familie in seiner Tätigkeit in der Arbeitswelt, während der häusliche Bereich einschließlich der Kindererziehung meist zum überwiegenden Teil Aufgabe der Frau war, erscheint das Bild der Arbeit immer wieder. ☞ *. *(Kap. 5. Phase 5. 9.)

Partnerwahl und Eheleben unterlagen bis in die 1950-Jahre strengeren Regeln als heute. Sexualität war meist ein tabuisierter und damit geheimnisvoller, angst- und schambesetzter Bereich. Aufklärung über die männliche und weibliche Sexualität und die damit verbundenen Körperfunktionen gab es kaum.

Dieses Wissen nützt Pflegenden zu Hause und im Heimbereich.

Schamgrenzen sollten auf jeden Fall immer beachtet werden.

1. 11 Für eine sichere Umgebung sorgen

In der ersten Phase haben Menschen mit Demenz noch keine Schwierigkeiten, auf Sicherheit zu achten. In der häuslichen Umgebung sind alle Handlungen sicher in der Umsetzung. Aus nachlassenden Fähigkeiten ergeben sich für Pflegende schleichend die Aufgaben, den Betroffenen zu schützen, Unfälle zu vermeiden. In manchen Fällen sind die Veränderungen des Betroffenen durch die Krankheit so gravierend, was eine fast völlige Entleerung des bewohnten Zimmers nötig macht, um den Betroffenen vor eigenen Verletzungen zu schützen.

1.12 Soziale Bereiche des Lebens sichern

Im sozialen Bereich sind anfangs keine Auffälligkeiten zu bemerken. Das Familienleben wird wie immer gestaltet, soziale Kontakte bestehen, werden gepflegt und gelebt. Beziehungsstrukturen verändern sich laufend. War ein Vater vielleicht sehr autoritär, kann er durch die Krankheit sanft und gütig werde. Bei der Demenzkrankheit werden Eltern hilflos, Kinder müssen die Rolle der Eltern übernehmen, bleiben aber emotional Kinder und erleben durch die Veränderung tiefgreifende und weitreichende Erfahrungen, die mit Hilfen und Beratungen auch lebensbereichernd sein können.

Pflegende Angehörige werden auf ihre Aufgaben nicht vorbereitet und »rutschen« langsam in die Situation hinein.

Sozialkontakte sind für eine gute Psychohygiene enorm wichtig.

1.13 Mit existenziellen Erfahrungen des Lebens umgehen

Existenzielle Fragen werden sein, was wird sein, wenn ich Pflege benötige? Wer wird die Pflege leisten können oder wollen. Alle Fragen können Menschen mit Demenz in dieser Phase noch beantworten. In späteren Phasen werden Angehörige viel davon übernehmen müssen. Alle notwendigen Vorkehrungen und wichtige Entscheidungen, die für spätere Krankheitsphasen getroffen werden können, sollten zu Beginn einer Demenz noch geregelt werden. ☞ *. *(#Kap. 4 Phase 4. 12. #)

Im späteren Verlauf der Krankheit sind Angehörige mit dem Abschiednehmen immer wieder konfrontiert. Durch das Vergessen aller Fähigkeiten haben Angehörige schon zu Lebzeiten des Betroffen den Schmerz, sich damit aus einander zu setzen.

Ein Abschiednehmen von einer engen Bezugsperson, egal, wie das Verhältnis war, ist wichtig für die Trauerphase am Ende der langen Krankheit und ein wichtiger Schlusspunkt.

Kapitel 2

2. Phase

Einführung in die 2. Phase

In der 2. Phase sind die Störungen des Betroffenen nur sehr gering und werden oft nur von ihm selbst wahrgenommen. »Gedächtnisstörungen äußern sich oft im Vergessen von Gedächtnisinhalten oder im Verlegen von Gegenständen, Zerstreutheit im Alltag, in Orientierungsproblemen, hierfür ist die eingeschränkte Fähigkeit, neue Informationen zu speichern, verantwortlich.« *(Alzh. Patienten erkennen und behandeln # Kurz A. 1999).* Die Gedächtnisleistung wird zunehmend schlechter. Im Altgedächtnis sind Ereignisse aus der Kinder- und Jugendzeit noch gut präsent. Die Betroffenen entwickeln Strategien, um kognitive Defizite auszugleichen(Zettel, Notizen). Sowohl die Aufmerksamkeit als auch die Konzentration sind in dieser Phase eingeschränkt. Ziel der Aktivierung ist es jetzt, den Menschen mit Demenz zu motivieren. Im Gespräch ist es möglich, beruhigend auf ihn einzuwirken. Pflegende sollten eine Überforderung des Betroffenen vermeiden.

Anzeichen von Passivität und Hilflosigkeit sollten aufmerksam wahrgenommen werden, ein Antreiben oder Zurechtweisen verstärkt nur eine Abwehrhaltung bei Betroffenen. In dieser Phase werden von dem Erkrankten häufig ihnen unterlaufende Fehler geleugnet.

2. 1 Kommunizieren

In der 2. Phase der Demenz kann der Betroffene noch gut kommunizieren. Manchmal kommt es jedoch vor, dass ihm ein Wort nicht mehr geläufig ist. Sprachstörungen können hier falsche Benennungen vertauter Dinge sein. Beispielsweise wird häufig so formuliert: »Wo ist der Deckel?«, wenn der Hut gemeint ist. *(#Alzh. Patienten erkennen und behandeln # Kurz A. , 1999).* Die Gedächtnisleistung wird zunehmend schlechter.

Neben den Besonderheiten der Kommunikation aus Sicht des Betroffenen ist es wichtig, dass auch die Pflegenden angemessen mit dem Betroffenen kommunizieren. Gut gemeinte Ratschläge wie »jetzt streng dich doch an«, sollten unterlassen werden – der Betroffene bemüht sich, sein Bestes zu geben. Sinnvoller ist es stattdessen, beruhigend auf den Kranken einzuwirken.

Druck erzeugt Gegendruck, je mehr Maßregelungen, Korrekturen, offene, laute Kritik auf Menschen mit Demenz ausgeübt werden, desto mehr reagiert er mit Gegenwehr. Er kann sich nicht anders helfen, dies ist bitte immer zu bedenken! Versuchen, ruhig zu bleiben, Geduld mit den Umständlichkeiten zu haben. Im Gespräch vielleicht nachfragen, anders umschreiben und abwarten.

Die Kommunikation mit Demenzkranken

Im Verlauf der dementiellen Erkrankung tritt ein zunehmender Verlust bisher gewohnter kommunikativer Fähigkeiten ein.

In den einzelnen Phasen nach Reisberg bedeutet dies:
- Zunächst vereinzelte, später häufige Wortfindungsschwierigkeiten, die die Fähigkeit zu formulieren mindern und damit das Ausdrucks- und Argumentationsvermögen beeinträchtigen.
- Die Verminderung der Fähigkeit zur Herstellung logischer Zusammenhänge.

- Später das Wegfallen von Kontrollmechanismen und in der Folge Neigung zu Kraftausdrücken.
- Verlust des Vermögens, ganze Sätze sinnvoll zu bilden.
- Am Ende völliger Sprachverlust.

Für eine angemessene Pflege und Betreuung ist es unerlässlich, dass die mit der Pflege betrauten Personen sich dieser Tatsache bewusst sind. Aus diesem Bewusstsein folgt zwangsläufig die Erkenntnis, dass es für die Pflegeperson erforderlich ist, ihre Kommunikation mit dem Erkrankten an dessen Fähigkeiten bzw. Defizite anzupassen. Die Erwartung, eine vom Umgang mit Gesunden gewohnte Kommunikation führen zu können, führt bei Erkrankten nach und nach zur Überforderung mit entsprechender Abwehrhaltung oder Resignation und bei Pflegepersonen zu Frustration.

Wichtige Merkmale der Kommunikation mit Demenzkranken:

Verbaler Umgang:
- Grundbemühung um funktionierenden Austausch
- Gute Verständlichkeit durch
  - langsames Sprechen und
  - ausreichende Lautstärke
- Bilden kurzer Sätze
- Verwenden von konkreten Begriffen, genaues Benennen von Personen und Dingen, Vermeiden von Pronomen wie »er, sie, es, wir, ihr, sie«
- Dem Erkrankten Zeit zum Verstehen einräumen
- Überprüfen des Verständnisses beim Erkrankten
- Bereitschaft zum (mehrmaligem) Wiederholen des Gesagten
- Eingehen auf Äußerungen des Erkrankten und Hilfen bei der Formulierung
- Widersprüche in den Aussagen des Betroffenen möglichst übergehen
- Ernstnehmen von subjektiver Wortbedeutungsverwendung
- Themenwechsel mit langsamem Übergang vollziehen

Außerdem ist zur Förderung der Konzentration der Betroffenen zu beachten:
- Vermeidung von akustischen Störquellen, z. B. andere Gespräche im Raum (TV, Radio, sonstige Geräuschquellen)
- Vermeidung von optischen Ablenkungsquellen, z. B. sich bewegende Personen, Tiere oder Fahrzeuge

Nonverbaler Umgang
- Unterstützung des Austausches durch nonverbale Elemente, z. B. bei Ansprache, Berührung und Blickkontakt
- Erreichen des Kranken auf möglichst vielen sensorischen Ebenen (akustisch, optisch, taktil)
- Ermöglichen angenehmer Sinneserfahrungen, z. B. Duft, Helligkeit, Wärme
- Bedachtsamkeit im körperlichen Umgang (vorsichtige Berührung mit langsamem Verstärken
- Angenehme, lebendige und fürsorgliche Gesprächsatmosphäre durch
  - beruhigendes Sprechen
  - Sprechposition auf gleicher Augenhöhe
  - Augenkontakt
  - zugewandte Haltung und Gestik
  - freundliche Mimik
- Bereitschaft zum Herstellen der Gemeinsamkeit, z. B. gemeinsame Heiterkeit, Lachen
- Freundliche Überredungskunst zur Überwindung von Widerständen gegenüber vom Kranken erfahrungsgemäß als wohltuend erlebte Aktivitäten

(Demenz in Theorie und Praxis, Förstl. 2001)
(Goldene Regeln bei Demenz, Kraft, 2000)

Ein Notizbuch mit Stift in einem Täschchen umgehängt kann sinn-voll sein, wichtige Dinge wie regelmäßige Termine (Friseur, Lieferung von Getränken, alle Telefonnummern) können hier vermerkt werden. Auch Angehörige können Termine eintragen, z. B. wenn sie wieder zu Besuch kommen.

2. 2   Sich bewegen

Die Bewegungsabläufe sind noch gut erhalten. Alle vertrauten und gerne ausgeübten Sportarten sollten so lange wie möglich aufrecht erhalten wer-den. Eine Begleitperson ist wirksam. Es ist heute bewiesen, dass Bewegung sich positiv auf die Stimmung auswirkt.

Für den späteren Krankheitsverlauf ist es sinnvoll, in dieser Phase mit regel-mäßigen Kraft- und Ausdauerübungen zu beginnen. Gymnastik mit einer Bezugsperson in einer Seniorengruppe werden hier gut angenommen, eine Wandergruppe für Senioren mit einer vertrauten Person oder der Besuch mit dem Partner in einem Fitnessstudio wären für spätere Phasen von Vor-teil. Auf diese Weise kann möglichst lange ein hohes Maß an Kraft und Ausdauer bewahrt werden, was gleichzeitig hilft, Stürze zu vermeiden. Vor einem Training ist eine ärztliche Untersuchung anzuraten, um Herz-/Kreis-lauf-Situation zu untersuchen.

Eventuell ist es sinnvoll, in dieser Phase einen Hund anzuschaffen. Dieser fordert seinen Auslauf und hält damit auch den Betroffenen »auf Trab«. Nicht umsonst werden Hunde daher auch als »Gefäßtrainer« bezeichnet, weil sie regelmäßige Bewegung in Form von Spaziergängen unumgänglich machen – auch bei schlechtem Wetter und in der kalten Jahreszeit. Vor-aussetzung für die Anschaffung eines Hundes ist dabei, dass sowohl der Betroffene als auch sein Partner bzw. seine Bezugsperson Hunde mögen und mit ihnen umgehen können. Nicht zuletzt ist ein Hund auch ein »Gefühlsvermittler« (Foto, T. Schidan, LillyF *. *), was für spätere Phasen der Krankheit sehr wichtig ist.

Im Stationären Bereich hat die Leitung der Lebensgestaltung (soziale Betreuung) die große Aufgabe für neue Bewohner geeignete Gruppen anzubieten. Angebote werden nach Ressourcen gewählt. Gruppenaktivitäten sollten immer Bewegungselemente enthalten.

M. Hammerla, C. Keller, Seniorenaktivierung kompakt, Schlütersche 2012

Abb. *. *: Kap. 3 Bild 1 Frau S. mit Lilly

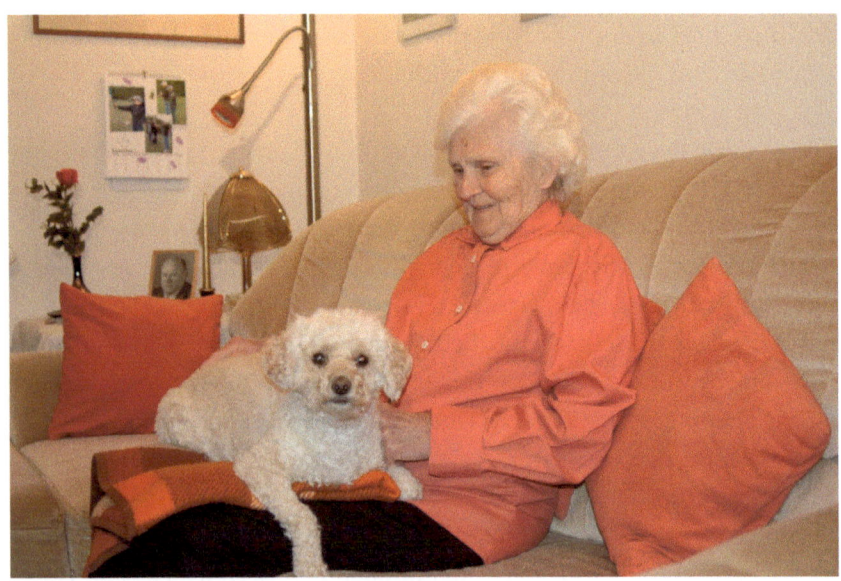

2. 3   Vitale Funktionen

Der Betroffene kann noch äußern, ob es ihm gut geht und Missempfindungen gegebenenfalls mitteilen. Bei den ersten Anzeichen einer verminderten Gedächtnisleistung sollte der Partner bzw. die Bezugsperson mit dem Betroffenen einen Arztbesuch anregen. (Fachärzte für Neurologie und Psychiatrie, Gedächtnissprechstunden, Memory –Kliniken, Demenzambulanzen). Zu den Beratungsgesprächen sollten Bezugspersonen mit dabei sein, um die Fremdanamnese genau erstellen zu können. Aus der Familiengeschichte sind alle Hinweise wichtig. Sämtliche Medikamente und sonstige Einnahmen von Mitteln sind zur Diagnostik mit anzugeben.

Fachärztliche Beratung

Übersicht über die medikamentöse Therapie dementieller Syndrome

Medikamentöse Therapie demenzieller Syndrome

Eine kausale medikamentöse Therapie demenzieller Syndrome mit gesicherter Wirkung steht bisher nur bei den sekundären Demenzen zur Verfügung. Hier kommt der kompetenten Therapie der meist internistischen Ursachen (z. B. Schilddrüsenfunktionsstörungen, absolute Arrhythmie, rez. cerebrale Embolien, Antikardiolipinsyndrom u. v. a.) eine herausragende Bedeutung zu. Durch frühzeitige Diagnostik und Therapie ist bei den sek. Demenzen meist eine Heilung möglich.

Auch bei den deutlich häufigeren primären Formen, wie dem Morbus Alzheimer, den vaskulären Demenzen oder der Lewy-Body-Demenz ist es möglich, durch geeignete Medikamente den Verlauf günstig zu beeinflussen, die Selbsthilfefähigkeiten länger zu erhalten, und die Lebensqualität der betroffenen Patienten und Angehörigen zu verbessern. Je früher der Beginn einer Therapie erfolgt, desto besser sind die Chancen einer Verbesserung des Verlaufes der Erkrankung.

Bewiesen und bewährt ist die Therapie mit Cholinesterasehemmstoffen

und NMDA-Antagonisten (s. u.). Darüber hinaus sind neue Therapiean-
sätze des Morbus Alzheimer in Entwicklung, konnten jedoch wegen Nebenwirkungen oder noch nicht ausreichendem Wirksamkeitsnachweis bisher
keinen Eingang in die praktische Behandlung finden. Beispiele sind hier die
aktive Immunisierung mit Beta-Amyloid (sog. »Alzheimer-Impfung«) oder
die Sekretasehemmstoffe. Statine (Cholesterinsenker wie z. B. Simvastatin)
können die Amyloidbildung intracerebral durch Veränderungen im Lipid-
stoffwechsel vermindern. Größere Studien legen den Schluss nahe, dass den
Statinen in Zukunft zumindest präventiv eine Bedeutung zukommen wird.
Auch gibt es Hinweise, dass ASS oder Antirheumatika, also Substanzen, die
die Prostaglandinsynthese hemmen, eine positive Rolle in der Prävention
gewinnen könnten. Sekundäre Pflanzenstoffe und die sog. Fischöle wie auch
eine vorwiegend lactovegetabile Ernährung mit einem hohen Gehalt an
Folsäure werden als protektiv angesehen. Ob Alpha-Liponsäure, MAO-B-
und -AGE-Inhibitoren Verbesserungen bewirken, müssen größere Studien
zeigen, hier lassen erste positive Studienergebnisse hoffen.

☞ *. *(Kap. 7 Phase 7. 3. Schmerzen)
Besondere Beachtung verdient die **begleitende medikamentöse Therapie**
bei häufig gleichzeitig bestehender Multimorbidität. Der genauen Anam-
nese, Fremdanamnese, Krankenbeobachtung und insbesondere auch ein
sorgfältiger internistischer und funktioneller Gesamtstatus sind die Grund-
voraussetzungen für eine erfolgreiche pharmakologische Therapie unter
gleichzeitiger Beachtung von Wechsel- und Nebenwirkungen. Viele Demenzkranke werden auch bezüglich ihrer gleichzeitig bestehenden anderen
Erkrankungen (z. B. Schmerzsyndrome) unzureichend behandelt, da sie
Symptome anders oder später präsentieren. Fundierte Kenntnisse der Phar-
makodynamik und der eingeschränkten oder veränderten Elimination und
Haltwertszeiten bei geriatrischen Patienten sind von besonderer Relevanz.
Die Compliance stößt bei Demenz oft auf besondere Schwierigkeiten. Hier
sollte gezielt nachgefragt werden, wann, wie und gfs. mit wessen Hilfe oder
Assistenz eine geordnete Therapie gesichert werden kann. Der Beachtung
drohender Nebenwirkungen kommt besondere Bedeutung zu:
Als Beispiele seien hier anticholinerg wirkende Medikamente genannt,
die die Symptome der Demenz verschlechtern. Mit verstärkter Verwirrtheit

reagiert der Pat. daher auf klassische trizyklische Antidepressiva (Beispiele: Amitryptilin, Doxepin u. v. a.), sowie auf anticholinerg wirkende Kontinenztherapeutika, wie Oxybutynin (bei oraler Gabe) oder Tolterodin. Trospiumchlorid (z. B. Spasmex ®) penetriert nicht durch die Blut-Hirn-Schranke, hat somit zentral keine Nebenwirkungen, und ist bei dementen Patienten mit Harninkontinenz Mittel der Wahl.

Die Lewy-Body-Demenz zeichnet sich durch paradoxe oder auch stark überschießende sedierende Wirkung bei der Gabe klassischer Neuroleptika (wie Haloperidol, Melperon u. a.) auf, die somit hier kontraindiziert sind.

Überhaupt gilt Vorsicht mit allen Substanzen, die die Verwirrtheit des ohnehin kognitiv eingeschränkten Patienten verstärken können. Die Sturzgefahr steigt mit der Gabe stärker sedierender Medikamente.

Bei gleichzeitig häufig bestehender Mangelernährung und Hypalbuminämie können durch veränderte Eiweißbindung viele Medikamente schlechter steuerbar sein. Gerade bei Multimorbidität und nicht immer vermeidbarer Polymedikation kommt der genauen Kenntnis von Wechselwirkungen und Abbausystemen (wie insbesondere dem CYP-System) besondere Bedeutung zu und sollte bei der Auswahl notwendiger Medikamente berücksichtigt werden.

Im Folgenden werden die Medikamente dargestellt, deren Wirksamkeit bei Demenz bereits in großen Studien zweifelsfrei bewiesen werden konnte. Es hat sich bewährt, die medikamentöse Therapie der Demenzen in zwei Gruppen einzuteilen:

1. Antidementiva, die sowohl kognitive, wie nicht-kognitive Symptome verbessern, und die Progression der Erkrankung verzögern können

2. Medikamente, die die nicht-kognitiven Symptome des Patienten verbessern, wie z. B. Depressionen, Verhaltensstörungen, Störungen des Tag-Nacht-Rhythmus oder Unruhezustände. Hierzu gehören beispielsweise geeignete Antidepressiva, atypische Neuroleptika, Antikonvulsiva oder im Einzelfall auch bestimmte Sedativa.

1. Antidementiva im engeren Sinne:

Unter der großen Zahl der angebotenen Antidementiva sind nach Kriterien der Evidence Based Medicine vier Substanzen wirksam, die eine Verbesserung des Gedächtnisses, häufig einhergehend auch mit einer Verbesserung von Selbständigkeit, Alltagsfunktionen, Stimmung und Verhaltensstörungen, bewirken können.

Zwei Wirkprinzipien stehen derzeit zur Verfügung:

- Die NMDA – antagonistisch wirksame Substanz Memantine (Axura ®, Ebixa ®)

- Substanzen, die am Acetylcholinrezeptor ansetzen, und durch eine Hemmung der Cholinesterase die Konzentration von Acetylcholin an cholinergen Synapsen erhöhen. Hier handelt es sich um Donepezil (Aricept ®), Rivastigmin (Exelon ®) und Galantamin (Reminyl ®).

Alle drei Cholinesterasehemmstoffe (ACHE-Hemmer) sind für die Alzheimerdemenz vom leichten und mittelschweren Grad zugelassen, wogegen Memantine auch bei schweren Formen des Morbus Alzheimer die Zulassung besitzt.

Alle genannten Antidementiva sind prinzipiell bei sachgerechter Anwendung gut verträgliche Substanzen.

Zunächst einige Bemerkungen zu den drei cholinerg wirkenden Substanzen. Acetylcholin spielt eine zentrale Rolle bei der Reizübertragung zwischen Nervenzellen. Durch die Neurodegeneration im Gehirn von Demenzkranken entsteht ein cholinerges Defizit. Durch die Hemmung der Cholinesterase – das Enzym, welches den Neurotransmitter Acetylcholin abbaut – kann dieses Defizit teilweise ausgeglichen werden.

Bei Morbus Alzheimer im frühen Stadium, sowie besonders bei Lewy-Body-Demenzen beginnt man zunächst häufig mit einem Cholinesterasehemmstoff. Auch Demenzen vom Mischtyp (z. B. Alzheimer plus vaskulär) können positiv ansprechen. Für alle ACHE-Hemmer konnte gezeigt werden, dass sie signifikant die kognitiven Fähigkeiten, sowie auch die nicht kognitiven Störungen positiv beeinflussen können. Die Wirkung hält nur an, solange diese Medikamente gegeben werden. Ca. 30-50 % aller Pat. mit primären Demenzen sprechen an. Als Erfolg der medikamentösen Therapie gilt nicht nur eine Verbesserung der Funktion und Lebensqualität, sondern auch eine Verzögerung der Progression der Erkrankung. In mehreren, auch prospektiven Multicenterstudien zeigte sich, dass die ACHE-Hemmer die Selbstständigkeit und Selbsthilfefähigkeiten von dementiell erkrankten Pat. länger erhalten konnten, mit dem Erfolg, dass die Aufnahme in eine stationäre pflegerische Versorgung im Mittel um 1-2 Jahre verzögert werden konnte. Entscheidend ist die fachgerechte Begleitung unter dem Einsatz der Medikamente.

Nach entsprechender Diagnostik, insbesondere auch mit psychometrischen Testinstrumenten, wie z. B. MMS, Clocktest, SKT, Demtect, NAI und CERAD, sollte heute jeder Patient mit Demenz die Chance einer geeigneten medikamentösen Therapie erhalten. Wenn nach einer Therapiedauer von 12-16 Wochen keine Verbesserung bzw. Verzögerung der Progression mittels psychometrischer Tests, Alltagsbeobachtungen, Angehörigenbefragung, sowie klinischem Gesamteindruck feststellbar sind, sollte auf ein zweites Therapieprinzip gewechselt werden.

Die Aufdosierung erfolgt bei allen ACHE-Hemmern langsam, meist über 4 Wochen. Bei Donepezil beginnt man 1 x tgl. 5 mg, und steigert nach 4 Wochen auf die 10 mg- Tablette. Es sollte stets die max. tolerierbare Dosierung gewählt werden. Galantamin, eine ursprünglich aus dem Schneeglöckchen isolierte Substanz, beginnt man meist mit 1 x tgl. 8 mg retardiert, und steigert dann nach 2-4 Wochen auf 16 mg, die Maximaldosis beträgt hier 24 mg als Retardgabe. Galantamin stimuliert nicht nur cholinerge Synapsen, sondern wirkt auch nikotinerg.

Rivastigmin kann nicht nur oral (Kps. und Tropfen), sondern seit Ende 2007 auch als transdermales System (TTS), somit also als Pflaster, appliziert werden. Auch hier beginnt man mit einer niedrigen Dosierung (Exelon 4, 6 mg TTS) und steigert nach 4 Wochen auf Exelon 9, 5 mg TTS, soweit verträglich. Vorteile sind hier die 1 x tgl. Gabe, die bei alleine lebenden Pat. z. B. auch durch Angehörige oder Pflegekräfte assistiert erfolgen kann. Durch die kontinuierliche transdermale Gabe soll eine verbesserte Verträglichkeit bewirkt werden. Der Applikationsort sollte tgl. gewechselt werden.

Bei oraler Gabe beginnt man mit 2 x 1, 5mg Kps. oder Lösung, langsame Steigerung über 4-6 Wochen bis max. 2 x 6mg tgl. Für Rivastigmin existieren positive Wirksamkeitsnachweise nicht nur für die Demenz vom Alzheimer-Typ, sondern auch für die Demenz bei Morbus Parkinson und bei der Lewy-Body-Demenz.

Bei allen Acetylcholinesterasehemmstoffen können naturgemäß in einzelnen Fällen, insbesondere dann, wenn eine zu schnelle Steigerung der Dosierung erfolgt, sogenannte cholinerge Symptome auftreten: Vor allem können Übelkeit, Inappetenz, vermehrte Darmtätigkeit, aber im Einzelfall auch cholinerge Wirkungen am Herz-Kreislauf-System, sowie an der Lunge auftreten, wie z. B. Bradykardie oder Bronchospastik. Durch eine genaue Krankenbeobachtung und gute ärztliche Führung sind evtl. Nebenwirkungen problemlos beherrschbar, und durch langsame Dosistitration bis zur individuell maximal möglichen Dosierung vermeidbar.

Memantine weist als sog. NMDA-Antagonist unter den wirksamen Antidementiva eine Sonderstellung auf:

Diese Substanz kam bereits seit längerem bei der Behandlung den sogenannten altersbedingten Gedächtnisstörungen erfolgreich zur Anwendung. Bei M. Alzheimer erwies sie sich in verschiedenen Stadien als wirksam, insbesondere auch in Bezug auf Selbständigkeit, Erhalt der Aktivität und besonders auch bei alltagsrelevanten Fähigkeiten wie selbständiges Anziehen, Waschen, Essen und Trinken (ADLs), sowie den instrumentellen Fähigkeiten des alltäglichen Lebens (IADLs).

Memantine wirkt nicht durch Anhebung eines Transmitters, sondern soll durch Modifikation des NMDA-Mechanismus eine Verbesserung des sogenannten Signal-Rausch-Abstandes an der Nervenzelle bewirken.

Studien konnten zeigen, dass Memantine Verbesserungen der Kognition, der nicht kognitiven Verhaltensstörungen, sowie der Selbsthilfefähigkeiten und Alltagsfunktionen bei ca. 30-50% der Menschen mit Morbus Alzheimer sowie Demenzen vom Mischtyp bewirken kann. Memantine kann prinzipiell in allen Stadien der Demenz gegeben werden, ist aber insbesondere für mittelschwere und schwere Stadien zugelassen. Die Substanz sollte nicht am Abend gegeben werden, da sie aktivierend wirkt und Schlafstörungen auslösen kann. Eine Einmalgabe (üblicherweise 20 mg, max. 30 mg) morgens ist möglich. Dies ist bedeutsam, wenn ein alleine lebender Pat. nur einmal tgl. von einer Hilfskraft besucht werden kann. Hervorzuheben ist die gute Verträglichkeit von Memantine. Auch diese Substanz sollte innerhalb von 2-4 Wochen, beginnend mit 5 mg (1/2 Tbl oder 10 Tropfen) bis max. 30 mg gesteigert werden.

Alle vier wirksamen Substanzen können eine Hemmung der Progredienz der Erkrankung, und somit eine Verbesserung der Lebensqualität, der Selbsthilfefähigkeiten mit Verzögerung einer Heimaufnahme bewirken.

Jedem Pat. sollte die Chance einer Behandlung gegeben werden. Die Kombination eines Cholinesterasehemmstoffes zusammen mit Memantine zeigt offenbar teilweise noch Effekte, wenn ein Medikament alleine nicht mehr ausreichend wirksam scheint. Der Einsatz scheitert häufig an den Kosten.

Häufig werden, meist auch als Selbstmedikation, Ginkgo biloba-Extrakte eingesetzt. Hier ist die Wirkung umstritten bzw. wenn, dann nur bei hoher Dosierung von 240 mg tgl. (entsprechend z. B. 2 x Tebonin intens) nachweisbar. Wichtig ist es, bei Ginkgo-Extrakten, ähnlich wie bei anderen Pflanzenstoffen, wie z. B. Johanniskrautpräparaten, auf mögliche Interaktionen zu achten. So kann die Wirksamkeit z. B. einer Antikoagulation von Marcumar durch Ginkgo verstärkt, und durch Johanniskraut herabgesetzt werden.

Prof. Dr. med. Johannes W. Kraft
6. 1. 2014

2. 4   Sich pflegen

Die Körperpflege führt der Betroffene in dieser Phase noch soweit selbstständig durch, wie er es auch vor der Erkrankung getan hat. In der gewohnten Umgebung sind daher alle Abläufe der Körperpflege nach wie vor unauffällig. Teilt sich der Betroffene die Räumlichkeiten jedoch mit anderen Personen oder Besuchern, so bietet es sich an, auf Waschutensilien, Zahnbürste,

Waschlappen, Handtücher usw. zu achten, da diese im späteren Verlauf der Erkrankung vom Betroffenen oft verwechselt werden. Dies spielt zwar in der 2. Phase der Demenz noch keine Rolle, da jedoch die eine Phase der Demenz schleichend in die nächste Phase übergeht, kann es hier bereits zu Verwechslungen kommen.

2.5 Essen und trinken

In Bezug auf die Nahrungsaufnahme gibt es in dieser Phase noch keine größeren Auffälligkeiten. Wichtig ist es jedoch, bereits jetzt auf eine ausreichende Flüssigkeitsaufnahme zu achten, zumal das Durstgefühl im Alter ohnehin nachlässt. Zudem kann eine zu geringe Flüssigkeitsaufnahme zu einem akuten Verwirrtheitszustand *(Delir)* führen und die Krankheitssymptome verstärken. Weigert sich der Betroffene dennoch zu trinken, so können folgende Tipps helfen:

- Ein anderes Getränk anbieten.
- An verschiedenen Orten, wie Wohnzimmer, Küche, Esszimmer, bekannte Gläser mit Lieblingsgetränken hinstellen.
- Immer wieder anbieten.
- Das Trinken zu einem Ritual machen, z. B. durch Anstoßen der Gläser.
- Bekannte Gefäße wie ein bestimmtes Bierkrüglein können zum Trinken animieren.
- Wer es gewohnt war, Tee zu trinken, wird sich zur Teezeit gerne eine Tasse oder zwei geben lassen.
- Wichtig ist eine entspannte Atmosphäre.
- Feste Rituale einhalten und möglichst in der Gemeinschaft essen und trinken.
- Auf ruhige Atmosphäre achten.

Bei Betroffenen mit einer Herzinsuffizienz sowie Dialysepatienten muss die tägliche Trinkmenge mit dem Arzt besprochen werden. Alkoholgenuss in Maßen, hier bitte Absprache mit Arzt wegen evtl. auftretender Nebenwirkungen der Medikamente.

2. 6   Ausscheiden

Der Betroffene registriert nach wie vor sowohl Harn- als auch Stuhldrang. Eine Inkontinenz aufgrund der Demenz ist in dieser Phase unwahrscheinlich.

In allen Phasen beachten: Neigt der Betroffene zu Obstipation (Verstopfung) sollten immer ballaststoffreiche Nahrung (Vollkornprodukte oder gut gemahlene Roggenprodukte) gereicht werden. Viel Flüssigkeit: täglich 1, 5 bis 2 Liter trinken. Vormittags möglichst schon einen Liter trinken lassen, vielen Menschen fällt das Trinken früh leichter. Milchzucker in Joghurt eingerührt sollte regelmäßig eingenommen werden. Bei chronischer Verstopfung kann ein Pulver, das die Darmperistaltik aktiviert, in der Apotheke erworben werden. Bei keinerlei Erfolg bitte an den Arzt wenden.

Bei der Flüssigkeitsaufnahme stellen das fehlende Durstgefühl im Alter und die vergessene Notwendigkeit zu trinken ein Problem dar.
Um die Nieren als Filter im Körper funktionstüchtig zu halten, muss viel Flüssigkeit, nämlich bis zwei Liter täglich aufgenommen werden. Im Durchschnitt durchfließen ca. 1. 500 Liter Blut die Nieren. In den Nieren wird das Blut gefiltert und von Stoffwechselprodukten gereinigt. Hierfür benötigen die Nieren Flüssigkeit.

Bei zu wenig Flüssigkeit schaltet der Körper auf sein Sparprogramm um, um die wichtigsten Organe zu versorgen. Der Körper reagiert mit Kopfschmerzen, der Kreislauf sackt ab, das Gehirn leidet unter dem Mangel im schlimmsten Fall mit einer akuten Verwirrung.

Wichtig:

Ausreichend mindestens 1-2 Liter trinken, zusätzlich aufgenommene Suppen und Obst decken den Flüssigkeitsbedarf.

Für die ausscheidenden Organe ist auf warme Kleidung zu achten. Unterhemden, warme Beinkleider und warme dicke Socken. Bei Inkontinenz: gute Intimhygiene schützt vor einer Blaseninfektion.

Tipp:

Bei anhaltendem Erbrechen und Durchfall Flüssigkeitsverlust beachten! Es kann zu akuter Verwirrtheit führen, Information an den Hausarzt (Verweis: Kap. 7. Phase 7. 5.)

Tipp:

Bei ständig auftretenden Durchfall-Erkrankungen nach Mahlzeiten sollte an eine Unverträglichkeit (Laktoseintoleranz) gedacht werden

2. 7   Sich kleiden

In der 2. Phase der Demenz erkennt der Betroffene seine Kleidung nach wie vor und wendet sie richtig an, eine Hilfestellung beim An- bzw. Auskleiden ist in der Regel nicht notwendig – sofern nicht bereits vor der Erkrankung Hilfsbedarf bestanden hat.

2. 8   Ruhen und schlafen

Je nach Konzentration und Beanspruchung am Tag stellt die Schlafphase für den Betroffenen eine große Erholung dar. Nach wie vor wählt er seine Schlafzeiten frei und hält Rituale weiterhin ein. Um den Schlaf zu einer möglichst guten Erholung zu nutzen, ist folgendes wichtig:

- Die Temperatur des Schlafzimmers sollte unverändert bleiben, mochte es der Betroffenen kühl, wird es zum Wohlfühlen gehören.
- Eine gewohnte Bettdecke, unter der der Betroffenen weder friert noch schwitzt.
- Ein Kopfkissen wählen, dass der Betroffene als angenehm empfindet.
- Auf eine funktionale Matratze achten.
- Aufregende Filme und Problemgespräche vor dem Zubettgehen vermeiden.
- Nach 18. 00 Uhr nicht zu viel Flüssigkeit trinken, da sonst die nächtliche Ruhe gestört ist.
- Alle bekannten Rituale dienen der Entspannung, ein schönes Buch ist hier nach einigen Seiten schon beruhigend.

2. 9   Sich beschäftigen und Tagesstruktur

Im Rahmen der Beschäftigung können bereits in der 2. Phase der Demenz leichte Konzentrationsstörungen sichtbar werden. Der Betroffene ist leichter ablenkbar und ermüdet schneller. Motorische Defizite haben die Betroffenen in der Regel noch nicht. Frauen, die es gewohnt waren, in der Küche zu arbeiten, kommen dort in der Regel nach wie vor gut zurecht. Männer, die früher handwerklich tätig waren, haben oft noch viele Fähigkeiten und können z. B. ein Rad reparieren oder Holz einschichten. Entscheidend ist dabei, ob eine Tätigkeit dem Betroffenen schon vor der Demenzerkrankung bekannt war. Komplexere Aufgaben, z. B. der Einkauf in einem Baumarkt mit anschließender Montage eines Möbelteils, können schon schwierig werden.

«Viele Angehörige fordern im Frühstadium der Demenz ein Gedächtnistraining, um die nachlassende Denkleistung zu verbessern, der Lernerfolg ist bereits im Frühstadium schon reduziert. Betroffene sind mit Übungen, die oft nicht mit dem Alltagstraining zu tun haben, sehr schnell überfordert. « (#Steinhagen –Thiessen E. : Neurogeriatrie. Berlin: Blackwell Verlag 2003, S. 56. #) Bei Demenzkranken ist Gedächtnistraining bestenfalls im frühen Anfangsstadium, solange der Betroffene noch Freude an den Übungen empfindet, eine gewisse Bestätigung. Der geistige Abbauprozess wird nicht verzögert und kann nicht aufgehalten werden. Misserfolge und Frustrationen stellen sich bei fortlaufenden Trainingseinheiten ein. «
Sehr viel besser sind Aktivitäten, die mit den alltäglichen Tagesverrichtungen zu tun haben. Diese umfassen alle vertrauten Tätigkeiten des täglichen Lebens. «

Vor allen Aktivitäten Hilfsmittel reichen: Brille, Hörgeräte.

Gartenbereich

Auch wenn Betroffene nicht mehr in der Lage sind, aktiv im Garten zu arbeiten, kann ein Garten eine positive Wirkung ausüben. Einfache Ausführungen wie gießen, Rasen sprengen, jäten, hacken können erledigt werden. In der Natur werden alle Sinne angeregt und gleichzeitig beruhigt, die entweder überfordert oder teilweise vernachlässigt sind. Ein Garten kann eine Umgebung sein, die nicht bedrohlich wirkt und in ihrer komplexen Erscheinungsform viele Bedürfnisse anspricht.

Der Garten sollte für die erkrankten Personen selbständig und ohne Hilfe erreichbar sein. In der räumlichen Anordnung der Bepflanzung sollte auf die Bildung vielfältiger, gegliederter Rahmen geachtet werden. Bei der Pflanzenverwendung sollte eine jahreszeitlich wechselnde Blüten- und Laubbepflanzung mit variierenden Gerüchen vermittelt werden. Ausdruckvolle Einzelpflanzen und Pflanzgemeinschaften, in denen sich für die meisten Menschen Jahreszeiten symbolisieren, z. B. Schneeglöckchen, Krokus, Narzisse, eine blühende Naturwiese im Sommer, Früchte wie Äpfel, Birnen, Hasel- und Walnüsse im Herbst sowie dekorative Überbleibsel von Blütenständen und hängenbleibende Früchte wie Hagebutten, Stechpalmbeeren, die sich mit dem Weiß des Schnees verbinden im Winter. Wichtig sind auch spezielle intensiv duftende Pflanzen, da auch bei dementiell Erkrankten über die Geruchswahrnehmung Erinnerungen ausgelöst werden können.

Ein in sich geschlossenes, jedoch gegliedertes Wegesystem bietet Platz für Bewegung, wobei sich die Wegflächen klar erkennbar von ihrer Umgebung abheben sollten. Gut angeordnete Sitz- und Ruhebereiche, die Geborgenheit vermitteln, ergänzen das Wegesystem. Fließendes, sprudelndes Wasser, z. B. in Form eines kleines Brunnens oder eines kleinen Wasserlaufes, ist wegen seiner optischen, akustischen und haptischen Eigenschaften und einem Teich oder Becken (Unfallgefahr!) vorzuziehen.

Eine Gartenlaube lädt hochbetagte Menschen im Sommer gerne zum Verweilen ein. Hochbeete erleichtern den Zugang zu Kräutern, Pflanzen und Früchten.

Beschäftigungsangebote

Die Möglichkeiten, zu beschäftigen und dabei gleichzeitig motorische und geistige Fähigkeiten zu mobilisieren, sind vielseitig. Menschen mit Demenz können noch gut

- Alltägliche Verrichtungen übernehmen, z. B. den Tisch decken, Küche kehren, Schuhe putzen, Staub wischen, Laub rechen, Blumen gießen usw.
- Bekannte Texte, Redewendungen oder Gedichte nacherzählen bzw. aufsagen; bei Märchen kommt es wegen der Konzentrationsstörungen auf die Länge an
- Lieder singen (*# Liederbücher und CD vom Tageszentrum am Geiersberg#*)

- ◆ Günstig hat sich hier bewährt, die Texte zu kopieren, damit die Sänger die gesamten Strophen singen, lesen stellt hier noch kein Problem dar.
- Fotoalben durchblättern und dazu Erinnerungen berichten lassen. Hier ist das Scannen der alten Bilder von Vorteil, weil die Fotos einfach besser erkannt werden. (DIN 5)
- Frauen mögen es, in ihren alten Kochbüchern zu blättern, die Pflegenden erfahren ganz nebenbei wichtige Gerichte, die in späteren Phasen eine Rolle spielen.
- Karten spielen, gegebenenfalls mit einer reduzierten Kartenzahl, Domino kann langsam und mit wenig Steinen noch gespielt werden.
- Handarbeiten, z. B. stricken, sofern diese Tätigkeiten schon vorher bekannt waren

> Leistungsdruck vermeiden, wichtig sind Spaß und Freude an bekannten Fähig- und Fertigkeiten.

Es ist sinnvoll, die Beschäftigung fest im Tagesablauf einzuplanen, z. B. vormittags und nachmittags jeweils ca. 60 Minuten. Beachtet werden sollte dabei, dass es auf die Tätigkeit, nicht auf das Resultat ankommt, so muss der gestrickte Schal nicht fertiggestellt werden und auch wenn sich der Betroffene an die letzten Zeilen eines Gedichtes nicht mehr erinnert, so besteht der Erfolg doch darin, dass der Betroffene überhaupt eine Handarbeit ausgeübt bzw. einen Text aufgesagt hat und sich erinnert. Für alle Leistungen loben.

Geplante kontinuierliche Tagesstrukturen geben den Betroffenen die Möglichkeit, Wertschätzung und Geborgenheit zu spüren.

Im Heimbereich:

Die Biographie ist der Schlüssel zu einer dementen Person. Biographische Daten sind bis zum Sterben wichtig.

Die wichtigsten Daten sollten erfasst sein:
- Namen der Eltern (Personen, die Bezugspersonen waren)
- Wo ist Person geboren (damit können Zusammenhänge wie Städte, Flüsse genannt werden)
- Beruf der Eltern
- Geschwister, Namen der Lieblingsgeschwister, damit kann lange gut motiviert werden
- Schulausbildung, später Beruf, Männer Wehrdienst, Frauen berichten über »BDM-Zeiten«
- Eheschließung und Kinder, mit Namen
- Hobbies

Bei Heimeinzug ist die Information der Angehörigen wichtig, welche Fähigkeiten der Betroffene zu Hause noch besaß.

Tägliches persönliches Einladen für bestimmte Aktivitäten, Handzettel in Form von Freikarten dienen als Gedächtnisstütze.

Gruppen sollten homogen und regelmäßig sein. 8-10 Personen, Biographiekenntnisse sind der Altentherapeutin bekannt.

Bewohner wissen noch, dass Aktivitäten stattfinden, fragen nach Schwester Klara oder dem Kaminzimmer. Auf Kontinuität achten, regelmäßige Veranstaltungen mit gleicher Abfolge geben Sicherheit.

Alle Angebote für Bewohner sollten einen Bezug zum Betroffenen haben. Keine »artfremden Tätigkeiten«, diese befremden und verunsichern. Orientierungshilfen geben, gleiche Plätze, persönliche Begrüßung, Nennen des Datums, des Monats, keine Abfrage der Bewohner.

Im Heimbereich wird im Betreuungskonzept festgelegt, was für wen, wann angeboten wird, Die Angebote der Gruppen enthalten immer Elemente der Bewegung, emotionale Wertschätzung, Erinnerungsarbeit, haben einen Bezug zur Biographie oder zur Jahreszeit.

Monika Hammerla, Claudia Keller, Seniorenaktivierung kompakt, Schlütersche Verlagsgesellschaft 2012

Beim Besuch einer Tagespflege oder von externen Beschäftigungs-
gruppen bitte darauf achten, dass Fachpersonal zur Verfügung steht.
Gerade in einer fremden Umgebung braucht der Betroffene fachgerechte Betreuung, sonst bauen sich Widerstände auf. Falsche Aktivierungen können eine Überforderung darstellen, Abwehr oder Rückzug
sind die Folge.

2. 10 Sich als Mann/Frau fühlen und verhalten

In der 2. Phase der Demenz werden einige Betroffene anhänglich, sie »kle-
ben« am Partner bzw. an der Bezugsperson. So werden manche ängstlich,
wenn sich ihr Partner entfernt.

In Situationen wie Einkaufen und Bekannte treffen wird eine nicht an-
gemessene Verhaltensauffälligkeit beschrieben. Partner merken hier die
Veränderungen am betroffenen Angehörigen rasch, z. B. falsche verbale
Begrüßungsformen.

2. 11 Für eine sichere und fördernde Umgebung
sorgen

Zuhause, in der bekannten Umgebung, wo die Alltagsabläufe bekannt und
die dazu notwendigen Bewegungen »gespeichert« sind, gibt es in der 2. Phase
der Demenz in der Regel keine Probleme. Dennoch ist es wichtig, Gefahrenquellen zu beseitigen – ohne dabei jedoch die Umgebung komplett zu verändern. So ist es beispielsweise sinnvoller, einen Teppich festzukleben als ihn
zu beseitigen, da der Teppich im »Bewegungsmuster« gespeichert ist. Fehlt

er plötzlich, ist der demente Mensch verunsichert. In einer ungewohnten Umgebung verhalten sich viele Betroffene zögerlich und vorsichtig. Hilfreich ist es, folgende Hinweise zu beachten, um Gefahren zu minimieren:

- Medikamente dosieren, in vorgesehen Tagesdosierungsboxen sollten vom Pflegenden die Medikamente für früh, mittags, abends und für die Nacht zu gleichen Zeiten verabreicht werden, sonst ist eine Doppeleinnahme sehr häufig. Pflegende sollten darauf achten, dass die Medikamente geschluckt und mit viel Wasser nachgespült werden. Es ist erlaubt, den Arzt mit ins Spiel zu nehmen.

Private Haftpflichtversicherung

Auch demente Menschen können haftpflichtversichert werden, sofern sie es nicht ohnehin schon sind. Die Kernfrage im Schadensfall lautet jedoch: Ist der Demenzkranke überhaupt haftbar zu machen? Die Versicherung prüft zunächst, ob dies der Fall ist. Stellt sich dabei heraus, dass der Demenzkranke nicht haftbar ist, weil er nicht in der Lage war, die Auswirkungen seiner Handlung zu erkennen, so geht der Geschädigte leer aus. Unter Umständen wird in diesem Fall geprüft, ob der Betreuer haftbar zu machen ist. Besteht bei ihm eine gesetzliche Haftung, so leistet die private Haftpflichtversicherung gemäß der vertraglich vereinbarten Bedingungen.

Wird eine Betreuung gewerblich ausgeführt, so benötigt der Betreuer für diese Aufgabe eine separate Haftpflichtversicherung. Betreut ein Familienangehöriger den dementen Menschen, so ist eine private Absicherung in der Regel ausreichend. Es empfiehlt sich jedoch, den Deckungsumfang abzuklären.
https: //www. test. de/Demenz-Private-Haftpflichtversicherung

Unfallversicherung

Nicht versicherbar sind Geisteskranke und dauernd Pflegebedürftige. Selbst wenn weiterhin Beiträge zu einer bereits bestehenden Unfallversicherung gezahlt werden, erlischt mit Eintritt der Erkrankung oder Pflegebedürftigkeit der Versicherungsschutz. Zu Unrecht geleistete Beiträge werden in diesem Fall zurückerstattet.

Spezialversicherer bieten allerdings auch eine Fortführungsoption an. Sofern die Krankheit innerhalb eines Jahres nach Bekanntwerden dem Versicherer gemeldet wurde und die Gesellschaft die Fortführung des Versicherungsschutzes bestätigte, erhalten auch Demenzkranke in einer privaten Unfallversicherung Leistungen bei Unfall und Invalidität.

https: // www. test. de/Demenz-Unfallversicherung

Private Krankenvollversicherung und Krankenzusatzversicherungen

Alle Krankheitskosten, die aufgrund von Demenz entstehen, werden tarifgemäß übernommen. Hier lohnt ein Blick in die Bedingungen, welche Kosten versichert sind.

https: //www. test. de/private-Pflegeversicherung

Fazit:

Bei Eintritt der Erkrankung empfiehlt es sich, den Bestand an Versicherungen zu überprüfen, gegebenenfalls die Krankheit zu melden und Leistungen abzufordern. Der Neuabschluss von Kranken-, Pflege- und Unfallversicherungen ist aufgrund des Krankheitsbildes kaum möglich. Auch hier gilt: Vorsorge ist besser als Nachsorge.

Ein Erste-Hilfe Kurs kann für spätere Zeit nützlich sein.

2. 12 Soziale Bereiche des Lebens

Wurde die Diagnose Demenz gestellt, ist es von Bedeutung, eine Familienkonferenz einzuberufen. Hier sollte jeder zur Sprache kommen und mitteilen, was er leisten bzw. wie er sich einbringen kann, um die Hauptpflegeperson zu entlasten.

Bestimmte Aufgaben können verteilt werden, Verwandte oder Freunde können sich bereit erklären, den Betroffenen solange es geht an bestimmten Tagen zu holen oder in die Wohnung zur Betreuung zu kommen.

Kontakt zu alten Freunden halten, alte Freundschaften geben Sicherheit
- Freunde über die Krankheit informieren, um Missverständnisse zu vermeiden
  - Regelmäßige Treffen organisieren (Vereine, Gottesdienste, Gymnastik)
  - Unternehmungen planen
  - Entspannte Stunden sind für Familien wichtig, der Alltag wird leichter

Solange wie möglich Kontakt zu Freunden halten, in späteren Phasen wird es schwierig, wegen auftauchender Sprachprobleme und Wesensveränderungen der Betroffenen ungezwungen miteinander umzugehen. Diese Schwierigkeiten blockieren Bekannte oder Freunde im späteren Umgang mit dem Kranken.

Menschen, die sich nicht mit der Krankheit auseinandersetzen, meiden die betroffene Familie aus Hilflosigkeit, nicht aus bösem Willen.

2.13 Mit existenziellen Erfahrungen des Lebens umgehen

Ist die Diagnose Demenz gestellt, wird ein Betroffener sich im Stimmungsbild verändern. Die Angehörigen beschreiben den Kranken grübelnd, ängstlich und besorgt um die eigenen geistigen Fähigkeiten.

Veränderungen können hier das Vortäuschen einer »Fassade« sein, Dementen ist es peinlich, Defizite zu spüren. Ein Herunterspielen der Probleme wird ebenso beschrieben wie Stimmungsschwankungen von bitterlichem Weinen bis zu unbekümmertem Gelächter.

Information über Krankheitsbild Demenz ist wichtig
- Verständnisvoller Umgang mit dem Partner / Elternteil
- War das Kirchenleben bekannt, kann ein Seelsorger durch Gespräche helfen und durch die weiteren Phasen begleiten

Kapitel 3

3. Phase

Einführung in die 3. Phase

In der 3. Phase der Demenz kommt es zu geringen kognitiven Leistungseinbußen, die Fähigkeit räumlich zu denken, die Fähigkeit abstrakt zu denken und Schlüsse zu ziehen lässt nach. Hinzu kommen Gedächtnisprobleme, Schwierigkeiten, sich an kurz zurückliegende Ereignisse zu erinnern, werden vom Betroffenen bemerkt. Angst und Versagen bei Anforderungen spielen eine immer größere Rolle. Ereignisse, die wichtig waren, sind noch gut abrufbar. Für den Betroffenen wird es immer schwieriger, unbekannte Situationen zu bewältigen. Weiterhin charakteristisch für die 3. Phase der Demenz sind Wesensveränderungen. Die Angehörigen des Betroffenen äußern in dieser Phase oft, dass der Betroffene nicht mehr »der Alte« ist, sondern sich stark verändert hat. Abrupte Stimmungsumschwünge werden beschrieben. Diese äußern sich in bitterlichem Weinen, mit plötzlichen Vorhaltungen wegen Nichtigkeiten, die verbal schroff mitgeteilt werden, bis hin zu tätlichen Angriffen.

3.1 Kommunizieren

Charakteristisch für die Kommunikation von Menschen in der 3. Phase der Demenz sind Wortfindungsstörungen. Gespräche mit den Betroffenen werden dadurch schwieriger, nachfolgend kommt es immer häufiger zu Konflikten bzw. Auseinandersetzungen. Diese können den Betroffenen leicht überfordern, weil er seine Argumente nicht mehr schnell genug abrufen kann. Konsequenz dieser Überforderung ist, dass der Betroffene auf seinen

Aussagen beharrt und sich nicht selten ein Streitgespräch ergibt. Betroffene schreiben sich Notizen auf alle möglichen Zettelchen, lesen davon ab, verlegen diese, werden unsicher.

Weiterhin typisch für die Kommunikation in der 3. Phase der Demenz ist das so genannte Konfabulieren. Dabei setzt der Betroffene Füllwörter oder Redewendungen ein, wenn er sich in einer Diskussion befindet und eine Antwort nicht mehr wie früher parat ist.

Z. B. : Wer zuletzt lacht, lacht am besten; du kommst in Teufels Küche, in die Grube fallen usw.

Um die Kommunikation mit dem Betroffenen möglichst zufriedenstellend für beide Seiten zu gestalten, sollte beachtet werden:

- Langsame beruhigende Sprache wirkt auch bei unruhigen Betroffenen besänftigend.
- Allgemeine Störquellen vermeiden, z. B. ein lautes Radio, laufender Fernseher.
- Streitgespräche vermeiden.
- Offensichtliche Widersprüche in der Argumentation des Betroffenen nicht in den Mittelpunkt des Gesprächs stellen.
- Langsam und deutlich sprechen, bei bekannten Personen sprechen Angehörige schneller.
- Zeit zum Überlegen geben.
- Bei Gesprächen Datum und Gegebenheiten mit einfließen lassen.
- Pronomen wie »er, sie, es« sollten nicht benutzt werden, da sie zusätzlich verwirren können. Besser ist es, Namen der Menschen, die gemeint sind, zu nennen oder Themen genau zu beschreiben.
- Bei großer Anspannung oder Aufregung des Betroffenen ist ein Gespräch auf einen anderen Zeitpunkt zu legen, um Aufmerksamkeit zu erlangen.
- Wenn Thema gewechselt wird, sollte einen Moment gewartet werden.
- Dem Betroffenen beim Gespräch schräg gegenüber sitzen, Augenkontakt halten, freundliche Mimik.

☞ *. *(Kap. Phase 2. 1.) Notizbuch im Täschchen sind eine gute Gedächtnisstütze für die Betroffenen. Lesen und schreiben stellen noch keine Probleme dar.

Im **Pflegeheim** ist es sinnvoll, mit Bezugspflegenden zu arbeiten, sie können sich oft besser auf die Kommunikation des Betroffenen einstellen und ihn besser verstehen. Im Heimbereich sind Kommunikationsregeln, d. h. Weiterbildungen »Umgang mit Dementen« unerlässlich.

Immer mit Namen ansprechen, früh Datum erwähnen. Namensschilder beim Personal sind für die Orientierung der Betroffenen sinnvoll.

> Merke: Menschen mit Demenz brauchen Menschen, die sie verstehen und so annehmen wie sie sind.

3. 2   Sich bewegen

- Bei alltäglichen Bewegungsabläufen gibt es keine Einschränkungen, Schwierigkeiten treten bei komplizierten und ungewohnten Bewegungsarten auf. Hier kommt es zu Verzögerungen und vorsichtigem Agieren. Komplizierte Spiele können in dieser Phase schwer und verlangsamt umgesetzt werden.

Beispiel: Einen Stachelball nach rechts reichen und einen glatten Ball nach links reichen.

Die körperliche Beweglichkeit des Betroffenen zu erhalten ist ein wichtiges Ziel. Regelmäßige Bewegung hat viele positive Auswirkungen sowohl auf die körperliche Verfassung (Herz-Kreislauf/Bewegungsapparat) als auch auf die Lebensqualität und Lebensfreude.

Dazu ist regelmäßige Bewegung des Betroffenen erforderlich, eine Überforderung des Betroffenen sollte dabei jedoch vermieden werden.

Vor dem Trainingsbeginn ist eine Rücksprache mit dem Hausarzt durchzuführen und die allgemeine Konstitution und speziell die Herz-Kreislauf-
situation zu prüfen.

Ein weiteres Argument, die körperliche Beweglichkeit zu unterstützen
bzw. zu fördern, ist das Sturzrisiko, dieses ist durch die Faktoren Alter, Medikamente und verminderte geistige Leistungsfähigkeit erhöht.

Durch regelmäßige Bewegungsübungen kann das Sturzrisiko vermindert
werden.

- Während der Bewegungsübungen oder z. B. beim Spaziergang soll-
  ten möglichst keine Fragen gestellt werden, denn Menschen mit
  einer Demenz sind überfordert, wenn sie gleichzeitig gehen oder
  sich gezielt bewegen und antworten sollen.
- Geeignete Übungen
  - Treppen steigen
  - Spaziergänge möglichst zu jeder Jahreszeit
  - Mit Dehnbändern arbeiten: gerade Sitzhaltung, beide Hände
    greifen die Enden des Zopfes, die Arme sind gestreckt und be-
    wegen sich vom Knie hoch über das Gesicht, über den Kopf und
    bis in das Genick. Nicht über die Schmerzgrenze gehen! Übung
    anfangs 3 x 5, nach 4 Wochen 7 x 7, nach 6 Wochen 10 x 10.

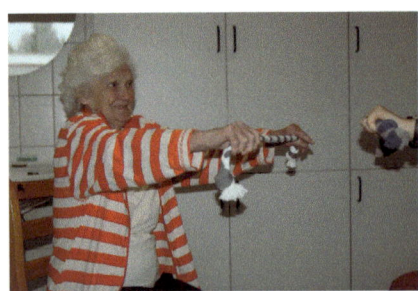 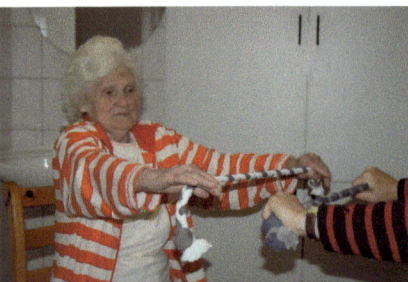

Abb. *. *: Kap. 3 Bild 2 Frau S. mit Dehnband   Abb. *. *: Kap. 3 Bild 2 b

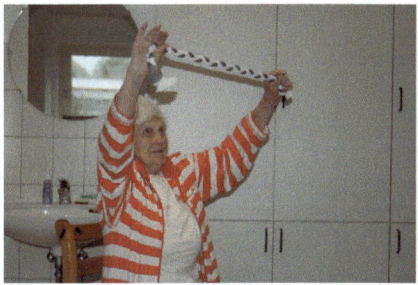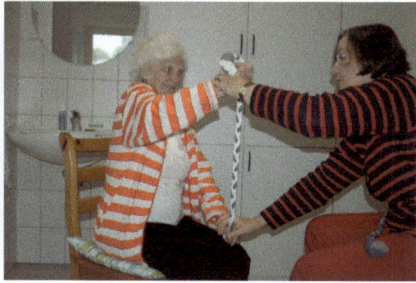

Abb. *. *: Kap. 3 Bild 2 c   Abb. *. *: Kap. 3 Bild 2 d

- Mit Gewichten arbeiten Beide Hände halten abwechselnd ein Gewichtssäckchen, aufrechtes Sitzen, Arme beide seitlich bis zur Schulter heben. Beim Absenken der Arme ausatmen lassen, beim Einatmen heben. Schmerzgrenze beachten, nicht über Schmerzgrenze arbeiten bzw. üben lassen. Mimik beobachten, ist diese angespannt, mit Übungen zurückgehen.
- Arme ca. 30 cm vom Körper wegbewegen. Übung anfangs 3 x 5, nach 4 Wochen 7 x 7, nach 6 Wochen 10 x 10.
- Aufrechter Sitz, Gewichtssäckchen auf rechten Oberschenkel legen, Knie anheben ca. 20-30 cm, Bein halten, bis 5 zählen, absetzen, nächstes Bein genauso beüben; 10 x im Wechsel.

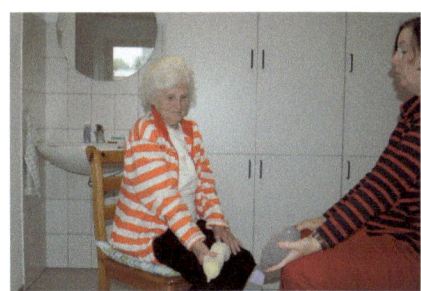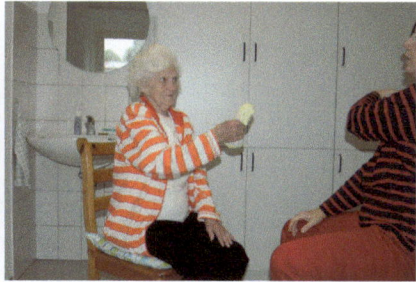

Abb. *. *: Kap. 3 Bild 3 Frau S. mit Gewichten   Abb. *. *: Kap. 3 Bild 3 b

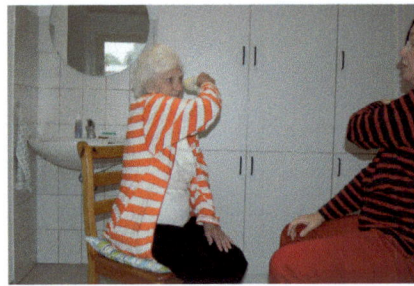
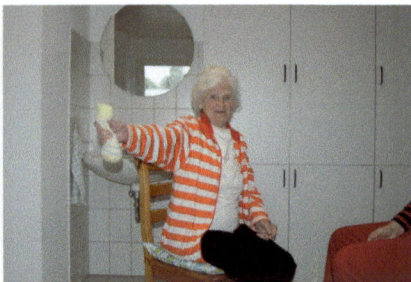

Abb. *. *: Kap. 3 Bild 3 c   **Abb. *. *: Kap. 3 Bild 3 d**

- ◆ Aufrechter Sitz, rechtes Bein gestreckt heben, Fußspitzen zurück, Bein halten ca. 10 cm
- ◆ über dem Boden, bis 5 zählen, absetzen, linkes Bein gestreckt heben, Fußspitzen zurück und halten. Jede Übung 10 x.
- Nach den Übungen Getränk reichen, im Sommer 1/3 Saft, den Rest mit Wasser aufgegossen. Im Winter 1/3 Saft, den Rest mit warmem Kräutertee auffüllen.

Bei allen Übungen muss eine Person mitmachen, Tempo langsam halten. Nachahmung ist noch gut möglich.

3. 3 Vitale Funktionen

Bei der Medikamentengabe ist stets auf Reaktion und Veränderung des Betroffenen zu achten. Durch bestimmte Medikamente können Unruhe, Zittern, Müdigkeit auftreten. Bei allen Veränderungen ist zeitnah Rücksprache mit dem behandelnden Arzt zu halten.

Medikamentöse Therapie (Fortsetzung)

Im Folgenden wird speziell auf Medikamente eingegangen, die die nicht-kognitiven Symptome des Patienten verbessern, wie z. B. Depressionen, Verhaltensstörungen, Störungen des Tag-Nacht-Rhythmus oder Unruhezustände. Hierzu gehören beispielsweise geeignete Antidepressiva, atypische Neuroleptika, Antikonvulsiva oder im Einzelfall auch bestimmte Sedativa.

Medikamente, die die nicht kognitiven Symptome der Demenz verbessern:
Cholinesterase-Hemmstoffe und Memantine können auch nicht-kognitive Symptome der Demenz wie Unruhe, Wahnvorstellungen, Depressivität, erhöhte Reizbarkeit, Schlafstörungen, Verhaltensstörungen u. a. verbessern. Bisher erhalten in Deutschland nur ca. 15-20% der Patienten die Chance eiern Behandlung mit wirksamen Antidementiva. Die hingegen derzeit am häufigsten eingesetzten Medikamente bei Demenz sind Neuroleptika und Sedativa, insbesondere bei höhergradigen Stadien oder dann, wenn eine Pflegeheimaufnahme bereits erfolgt ist. Häufig wäre die Gabe von geeigneten Antidepressiva sinnvoll, die zurzeit aber ebenfalls noch selten erfolgt.

☞ *. ***Depression** ☞ *. ***(Kap. 5 Phase 5. 13 Existenzielle Fragen des Lebens)**
Besonderes Augenmerk legen wir auf die Behandlung depressiver Episoden bei Demenzkranken. Insbesondere in frühen und mittleren Stadien kommt es häufig zu depressiven Verstimmungen, die sowohl reaktiv bedingt sein können, als auch durch die Krankheit selbst hervorgerufen werden. Oft können erstaunliche Verbesserungen, die sich auf Pat. und Angehörige sehr positiv auswirken, durch **geeignete Antidepressiva** erreicht werden. Kontrainidiziert sind zunächst alle anticholinerg wirkenden Substanzen, wie insbesondere die klassischen Trizyklika. Günstig wirken bei der Demenz moderne SSRI (z. B. Citalopram oder Sertralin), die weder aktivierend, noch sedierend wirken, hingegen die Stimmung positiv beeinflussen können. Benötigt man eine schlafanstoßende und leicht sedierende Wirkung, ist dem Mirtazapin (Dosierung 7, 5 mg bis max. 45 mg, abends

bzw. zur Nacht) der Vorzug zu geben. Diese Substanz hat gleichzeitig eine appetitanregende, antiallergische, sowie eine oft erwünschte coanalgetische Wirkung.

Eher aktivierend wirken Substanzen, die auf das noradrenerge System Einfluss nehmen: Reboxetin in Dosierung 2 mg bis 8 mg tgl. vormittags (Edronax ® oder Solvex ®) Kombiniert auf das serotoninerge und noradrenerge System wirken Venlafaxin, stets retardiert zu geben, 75 mg bis max. 300 mg tgl. , sowie Duloxetin (Cymbalta ®, 30 mg bis 60 mg tgl. früh). Insbesondere bei Letzterem ist die z. T. wünschenswerte Verbesserung einer Belastungs(Stress-)inkontinenz zu beachten, z. T. kann es aber dadurch auch zu Miktionsstörungen kommen. Aktivierend wirkt auch Moclobemid, ein recht gut verträgliches, aktivierendes Antidepressivum vom Typ MAO-Hemmer. Die Dosierung liegt bei älteren Menschen zwischen 75-300mg tgl.

Prinzipiell sind moderne Antidepressiva gut verträgliche Substanzen, doch können eine Reihe von Nebenwirkungen auftreten, die eine sorgsame Krankenbeobachtung notwendig machen. Hervorzuheben ist hier z. B. auch die Entwicklung einer Hyponatriämie, die die Symptome einer Demenz verstärken kann. Bis auf Mirtazapin mindern die meisten modernen Antidepressiva den Appetit, was bei vielen Demenzpatienten nicht günstig ist.

☞ *. *(Kap. 5 Phase 5. 10) **Wahngedanken:**
Prinzipiell kann auch der Einsatz von **Neuroleptika** oder **Sedativa** notwendig werden. Wir bemühen uns, diese Substanzen nur unter strenger Indikationsstellung, sowie wenn möglich nicht auf Dauer und wenn, dann in niedriger Dosierung einzusetzen. Auf die Tagesrhythmik sollte geachtet werden. Alle sedierenden Substanzen erhöhen die Sturz- und damit Frakturgefahr. Dies gilt besonders, wenn extrapyramidal-motorische Störungen (Gangstörung, Schluckstörung etc.) als Nebenwirkung auftreten können, wie häufig bei den klassischen Neuroleptika wie z. B. bei Haloperidol, Promazin, Thioridazin u. a. .

Die modernen sogenannten atypischen Neuroleptika (z. B. Olanzapin = Zyprexa ®, Quetiapin = Seroquel ®, Risperidon = Risperdal ®, u. a.) besitzen bezüglich der Verträglichkeit Vorteile gegenüber den sogenannten klassischen Substanzen, wie z. B. Melperon, Dipiperon oder Haloperidol.

Zugelassen speziell für die Demenz ist Risperidon. Eine Dosierung von 1 mg sollte nicht überschritten werden, da es dann zu extrapyramidalmotorischen Störungen, dem sogenannten medikamentösen Parkinsonoid kommen kann. Kommt es bei Neuroleptika zu paradoxen oder überschießenden Reaktionen, liegt der Verdacht auf eine Lewy-Body-Demenz nahe, da dies hier neben dem häufig fluktuierenden Verlauf und einer Gangstörung, typisch ist. Als sedierendem Neuroleptikum kommt, auch wenn nicht speziell zugelassen, dem Quetiapin (Seroquel ®) eine Sonderstellung zu: Hier kann auch mit sehr niedrigen Dosierungen von 12, 5 mg bis 25 mg oft eine Verbesserung der Nachtruhe erreicht werden. Clozapin ist eine ältere ebenso relativ gut wirksame Substanz, bei der wegen potentieller hämatologischer Wirkungen regelmäßig das Blutbild kontrolliert werden soll, was die Anwendung einschränkt.

Bei Angstzuständen kann die Gabe von Lorazepam (0, 5-1 mg) im Bedarfsfall nötig sein.

Prinzipiell gilt bei geriatrischen Pat. bei der Medikamentengabe stets das Motto: »start low, go slow«. Häufig können auch mit einer niedrigen Dosierung schon bedeutende Verbesserungen der nicht kognitiven Verhaltensstörungen und der Stimmung ohne wesentliche Nebenwirkungen erreicht werden.

☞ *. *(Kap. 7 Phase 7. 8.) Schlafstörungen

Sollte eine **Sedierung**, insbesondere auch mit dem Ziel eines Erhalts der Tag-Nacht-Rhythmik bzw. eines ausreichenden ruhigen Schlafes notwendig werden, kann im Einzelfall Chloraldurat, Clomethiazol (Distraneurin ®) oder im Einzelfall auch Benzodiazepine notwendig werden (z. B. Oxazepam, Brotizolam = Lendormin ®, oder ähnliche Substanzen wie Zopiclon oder Zolpidem). Hier sollten unbedingt kurz wirksame Substanzen bevorzugt werden. Insbesondere bei Pat. , die im Liegen bzw. zur Nacht zu niedrigen Blutdruck bzw. zu Hypotonie neigen, kann im Einzelfall die Gabe von Koffein, z. B. als starker Kaffee zur Nacht, bzw. auch erhältlich als Koffein-Kompretten 50mg, eine Verbesserung des Schlafes erreicht werden. Manchmal kann auch durch die Gabe einer warmen Brühe bzw. von 1-2 Gläsern Milch die Nachtruhe verbessert werden.

☞ *. *(Kap. 6 Phase 6. 3) Anfälle)

Schließlich haben auch **Antikonvulsiva/Antiepileptika** eine Bedeutung bei Pat. mit Demenzen. Insbesondere bei der Demenz vom Alzheimertyp, aber auch bei vaskulären Demenzen kommt es nicht selten zu cerebralen Anfällen, die häufig nicht diagnostiziert werden. Gleichzeitig können insbesondere Unruhezustände durch Antiepileptika günstig beeinflusst werden. Als Substanzen ist hier insbesondere Carbamazepin (z. B. Tegretal ®), Levetiracetam (z. B. Keppra ®), sowie Valproat (z. B. Ergenyl ®) zu nennen. Antiepileptika sollten stets einschleichend dosiert werden. In Frankreich wird häufig als atypisches Neuroleptikum auch Tiaprid in der Dosierung 50 mg bis max. 200 mg tgl. eingesetzt. Es wirkt gleichzeitig auch gegen Hyperkinesen.

Die medikamentöse Therapie der Demenz ist dann erfolgreich, wenn sie individuell unter Beachtung der spezifischen Symptome, der je nach Stadium besonders die Lebensqualität beeinträchtigenden Erscheinungen, und unter regelmäßigem Monitoring erfolgen. Sie ist ein anspruchsvolles, doch auch sehr dankbares Gebiet. Nicht nur die Lebensqualität des Kranken sondern auch seines Umfeldes wird neben einer kontinuierlichen kompetenten Betreuung entscheidend von einer individuell angepassten medikamentösen Therapie verbessert.

Derzeit werden nach neuesten Untersuchungen max. 20 % aller Demenzpatienten in Deutschland nach den auf großen Studien beruhenden Empfehlungen der Fachgesellschaften behandelt. Es besteht also Verbesserungsbedarf. Der sensiblen Krankenbeobachtung und engen und vertrauensvollen Kommunikation zwischen Angehörigen, Patienten, betreuenden Pflege- und Hilfskräften und behandelndem Arzt kommt eine wesentliche Bedeutung zu.

Prof. Dr. med. Johannes W. Kraft
6. 1. 2008

Auf Reaktionen und Veränderung achten. Durch bestimmte Medikamente können Unruhe, Zittern, Müdigkeit auftreten. Bei allen Veränderungen Rücksprache mit dem Haus/Facharzt halten.

Durch eine Blutuntersuchungen kann der Hausarzt feststellen, ob Mangel (Mineralien, Spurenelemente, Vitamine, Eiweiß u. a.) im Körper herrscht. ☞ *. *(Kap. 5. Phase 5. 3. Medikamente)

Bei der Gabe von Medikamenten ist eine Rücksprache mit dem Apotheker sinnvoll. Medikamente können die Wirksamkeit mit der Einnahme von Nahrungsmitteln verändern. Optimal mit Wasser nachspülen

Medikamente dosieren, in vorgesehen Tagesdosierungsboxen sollten diese vom Pflegenden für früh, mittags, abends und für die Nacht zu gleichen Zeiten verabreicht werden, sonst ist eine Doppeleinnahme sehr häufig. Pflegende sollten darauf achten, dass die Medikamente geschluckt und mit viel Wasser nachgespült werden. Es ist erlaubt, den Arzt mit ins Spiel zu nehmen.

- Beispiel: Herr Dr. xxx möchte, dass du /Sie die Herztablette jetzt so nimmst, es ist wichtig.

Termine bei Augenarzt, Optiker, Akustiker und Zahnarzt vereinbaren, regelmäßige Kontrollen ermöglichen dem Betroffenen trotz einsetzender Defizite im kognitiven Bereich eine korrigierte Kontaktaufnahme im Bereich des Sehens und des Hörens. Eine problemlose Nahrungsaufnahme ist von einem gesunden bzw. gut sanierten Gebiss/ Prothese abhängig.

3. 4   Sich pflegen

In der 3. Phase der Demenz registrieren die Angehörigen bzw. Pflegenden zunehmend eine mangelnde Körperhygiene beim Betroffenen. Um den Betroffenen bei der Körperpflege zu unterstützen bzw. seine Selbstständigkeit soweit wie möglich zu erhalten, hilft es, folgende Hinweise zu beachten. Was der Betroffene noch kann und was er möchte, merken Angehörige bzw. wissen die Vorlieben.

Angehörige brauchen Geduld und Fingerspitzengefühl:

- Immer wieder geduldig, einfühlsame Vorgehensweisen haben sich bewährt.
- Langsam mit der Körperpflege beginnen, z. B. mit einem Fußbad oder mit dem Waschen des Rückens.
- Dem Betroffenen vermitteln, dass Zeit für ihn ist, Demente spüren, wenn ihr Gegenüber angespannt ist.
- Den Ablauf der Körperpflege langsam einüben, nach vier bis fünf Wochen funktioniert die Körperpflege.
- Bei Widerstand aufhören, ablenken oder Zimmer verlassen. Nach 5-10 Minuten wieder beginnen.
- Manchmal ist eine Ablenkung sinnvoll: Eine Geschichte aus der Familie kann hilfreich sein, (Weißt du wie xxx immer beim Haare waschen schrie. . . . .)
- Bei Männern ist es schwierig, von einer Nassrasur auf den Rasierapparat umzusteigen. Es braucht viel Überredung oder eine kleine Notlüge:»Die Frau kann kein Blut sehen. «
- Manchmal helfen Überredungen:»Schau, du hast geschwitzt, ich wasch dir den Rücken, dann fühlst du dich wieder frisch. «
- Bei gelegentlicher Inkontinenz:»Komm, ich helfe dir, dich frisch zu machen, damit du nicht wund wirst. «
- »Du riechst heute aber verschwitzt, komm ich habe deine Lieblingsseife im Bad. «

Tipp für Sozialstation:

Um Kontakt zur betroffenen Person aufzubauen, die später Unterstützung und Hilfe auch bei der Pflege gibt, hat sich in der Praxis folgende Vorgehensweise bewährt:

Der Hausarzt beauftragt Mitarbeiter der örtlichen Sozialstation mit regelmäßigen Tätigkeiten wie Blutdruckmessen oder Medikamentenabgabe bei einem Menschen mit Demenz. Ein wöchentlicher Besuch lässt einen stetigen Kontakt entstehen, die Mitarbeiter der Sozialstationen sind meist entsprechend geschult und erkennen auftretende Defizite in der Fähigkeit zur unabhängigen Lebensführung. Hilfeleistungen sollten behutsam angebahnt werden. So entwickeln sich günstige Bedingungen für spätere Pflegesituationen. Positiv sind außerdem die Rückmeldungen an den Hausarzt und die Angehörigen.

Probleme gibt es derzeit mit der Finanzierung solcher niederschwelliger und eine spätere Pflegesituation erleichternder Hilfsangebote durch die Krankenkassen. Dies unterläuft zum Teil die sinnvolle Zielsetzung eines Vorranges der ambulanten Pflege gegenüber stationärer Unterbringung.

Heim:

Nicht zuletzt ist es wichtig, auf das Schamgefühl des Betroffenen zu achten. Für Frauen könnte beispielsweise die Körperpflege durch einen Pfleger problematisch sein und es könnte zu Abwehrreaktionen kommen. Auch hier spielt die Biographie der betroffenen Person eine wichtige Rolle, z. B. Erfahrungen im Krieg. Weiterhin ist nicht zu vergessen, dass es bei der Generation, die heute im Heim lebt, nicht üblich war, an jedem Morgen zu duschen. Wehrt sich der Betroffene gegen die Körperpflege, so sollte überdacht werden, ob die Vorstellung einer »guten« Körperpflege eher der Vorstellung der Angehörigen bzw. Pflegenden entspricht oder wirklich dem dementen Menschen gerecht wird?

Für die Betroffenen ist es meist hilfreich, die Körperpflege zu einem Ritual werden zu lassen, bei dem sie stets von der gleichen Person – ob Angehörige oder Pflegende – zur gleichen Zeit und im gleichen »Schema« versorgt werden, in aller Ruhe.

3.5   Essen und trinken

Lebt der Betroffene noch alleine, muss die Essenversorgung von außen organisiert werden. Die regelmäßige Verköstigung sollte ausgewogen und abwechslungsreich sein. Betroffene in dieser Phase ernähren sich einseitig, weil sie vielleicht nicht mehr wissen, wie und was sie einkaufen sollen, Mangelerscheinungen sind die Folge.

Tischmanieren sind noch vorhanden, allerdings berichten Angehörige, dass der kranke Angehörige weder Einsicht noch Umsicht für die Situation besitzt und z. B. nach einem Essen im Lokal aufsteht und gehen will oder aus der Flasche statt aus dem Glas trinkt.

Die Selbständigkeit ist bei Betroffenen so lange wie möglich zu fördern. Menschen mit Demenz fühlen sich oft jung und können Unterstützungen oft nicht einsehen. Die Mahlzeiten sollten sitzend am Tisch eingenommen werden. Dampfende Schüsseln laden zum Essen ein. Soweit der Mensch mit Demenz noch fähig ist, kann er sich selbst bedienen. Wird Unschlüssigkeit bemerkt, geben Tischnachbarn das Essen und fragen, ob Speiseration groß genug ist. Das Essen in der Gemeinschaft motiviert zum Essen, es wird mehr gegessen als allein.

(#Schwester/Pfleger#Menebröcker, 8/06)

- Zu Hause geben bekannte Tischzeiten auch das Signal: jetzt ist Essenzeit.

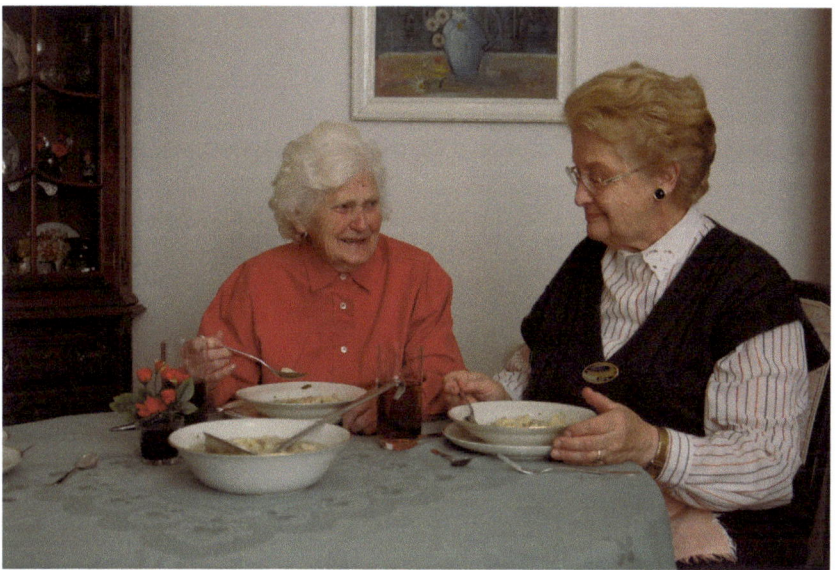

Abb. *. *: Kap. 4 Bild 4 Frau S. mit Frau B.

- Bei Essen auf Rädern muss kontrolliert werden, ob es gegessen wird. Angehörige oder Nachbarn sollten regelmäßig nachschauen. Essen wird versteckt und vergessen. Hier Vorlieben angeben.
- Eiweißreiche und vitaminreiche Kost und Lieblingsgetränke sind wichtig.
- Vorratskammer und Kühlschrank regelmäßig kontrollieren.
- Die Essenszeiten sollten regelmäßig sein.

Auf ausreichend Flüssigkeit achten, Hausmannskost, was erkannt wird, kommt an.

3. 6   Ausscheiden

Ausscheidungen werden registriert. Durch Ablenkungen kann Toilettengang vergessen werden. Gelegentliches Einnässen wird beschrieben.

- Toilette als solche bezeichnen, großes Schild entweder mit dem Wort »Toilette« oder einem Bild mit einem » Nachttopf«, »Damen«.
- Regelmäßig auf Toilette hinweisen.
- Für die Nacht evtl. ein Nachtlicht einschalten. Zuhause sind die Wege zur Toilette bekannt.

Für die Sicherheit im Badezimmer und für die Toilette: ☞ *. *(Kap. 4. Phase 4. 11)

Bauliche Veränderungen sind hier sinnvoll, weil sie noch registriert werden.

(#Bauer, G. , Dr. Hasselkus, Leben ohne Barrieren, Konzepte für Bad und Toiletten, Flyer, 2004#) Durch die Heil-und Hilfsmittelverordnungen werden bauliche Maßnahmen auch von Krankenkassen bezuschusst.

- Tür sollte nach außen angeschlagen sein, auch zum Öffnen für spätere Phasen
- Rutschige Läufer entfernen
- Hocker oder Stuhl zum Waschen im Sitzen und zum Ablegen der Kleidung bei Bedarf
- Toilettensitzerhöhung (Rezept vom Hausarzt an Sanitätshaus) besorgen
- Badewanne mit rutschfester Badematte oder Lifter ausstatten
- Haltegriffe und leicht bedienbare Armaturen an Dusche, Badewanne, Toilette anbringen.

Im **Heim** sind ein Toilettenstuhl und regelmäßige Toilettengänge mit einem Nachtlicht zu empfehlen.

Menschen mit Demenz wissen noch, dass sie müssen, aber nicht mehr wohin, Orientierungshilfen geben.

3.7 Sich kleiden

Vorbereiten, Kleidung bereitlegen. Dezente Hilfestellung geben, kein Überstülpen beim Betroffenen. Kleidung wählen lassen, bei Bemerken von Hilflosigkeit, entscheiden. Kleidung am Vorabend immer auf den gleichen Platz legen. Immer gleiche Reihenfolge, das Anziehen kann der Betroffene noch alleine. Wenn die Reihenfolge der Kleidung nicht mehr stimmt, freundlich Hilfestellung geben.

> **Tipp:**
> Geht der Betroffene noch alleine aus (Seniorennachmittage, Tagespflege), sollten Jacken, Handschuhe, Mützen, Gehstock und Rollator mit dem Namen bezeichnet werden, um ein Verwechseln zu vermeiden.

3.8 Ruhen und schlafen

Eine geordnete Tagesstruktur, viel Bewegung an der frischen Luft.

Vor dem Zubettgehen bitte vermeiden:
- belastende Gespräche
- zu viel Essen
- zu viel Alkohol

Fernsehsendungen oder lebhafte Familienfeiern bringen durch die rasche Sprach- und Bildfolge Unruhe in das Schlafverhalten des Menschen mit Demenz.

Gewohnheiten belassen. War es Gewohnheit, mit vielen kleine Kissen zu schlafen, sollten diese bleiben. War die Schlafhaltung fast sitzend, sollten keine Kissen entfernt werden.

3.9   Sich beschäftigen und Tagesstruktur

An fremden Orten finden sich Demente nicht mehr zurecht; Leistungen bei alltäglichen Arbeiten sind reduziert, aber noch gut möglich.

Alle bekannten Tätigkeiten so lange wie möglich verrichten lassen. Niemals drängen oder antreiben.

Um Mithilfe bitten, z. B. Tisch abräumen, abwischen, Geschirr abtrocknen lassen usw. Aufgaben werden langsamer verrichtet, sind aber in kleinen Handlungsschritten noch möglich. Nicht zu viele Handlungsschritte fordern.

Besser sind kurze Anweisungen z. B. : »Bitte Kartoffeln schälen, bitte Handtuch bügeln«. Dabei in der Nähe bleiben, abspülen, abtrocknen lassen; mit Zeit und Geduld dabei sein und loben für alle erledigten Arbeiten.

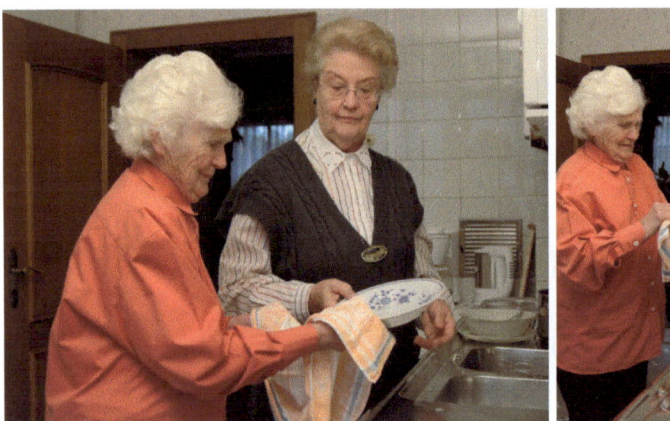
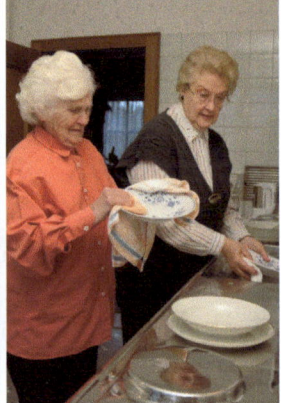

Abb. *. *: Kap. 3 Bild 5a und 5b abtrocknen

In der häuslichen Betreuung lassen sich mit Kreativität biographische Beschäftigungen durchführen, solange Tätigkeiten umgesetzt werden können.

Beispiele:
- Eine Bauersfrau leistete in der Küche beim Kartoffelschälen, Gemüseputzen gute Dienste; Apfelschälen für Apfelstrudel fiel ihr leicht.

- Ein Staatsanwalt las in vergrößerten Gesetzestexten, notierte am Rand und hatte seine Beschäftigung zweimal täglich ganz für sich.
- Ein Postbeamter stempelte noch lange Zeit Briefe und Sendungen, die Tochter hatte Stempel und Poststube ähnlich dem Arbeitsplatz gestaltet. Nach dem Frühstück ging die Arbeit los.
- Eine Hausfrau half beim Essenzubereiten, zerpflückte Salat, schnippelte Bohnen; beim Brotschneiden wanderten immer 2-3 Brotstücke in die Schürzentasche, im Krieg war Brot oft knapp.
- Eine Mutter, die am Wochenende mit ihren Kindern zum Baden fuhr, schwamm wie ein Fisch im Wasser.
- Eine fleißige Hausfrau, die Staub wischt und gerne eine saubere Wohnung hatte, freut sich über diese Tätigkeit.
- Eine alte Schneiderin, die immer eine kleine Schere bei sich trägt. Gelegentlich wurden saubere Unterhemden fein säuberlich zerschnitten, gelernt ist gelernt, alles konnte wieder verwendet werden.
- Ein alter Schmied, der nach dem Frühstück bis zum Mittagessen vor seinem Ofen saß und das Feuer in Schach hielt, brannte sich nicht.
- Eine alte Operndiva sang die vorgespielten Opernarien der Callas mit großer Freude, nach ca. 15 Min. bat sie um eine Pause.
- Eine alte Wirtin wusste alle Geräte zur Herstellung von Thüringer Klößen zu benennen.
- Eine Rotkreuzschwester fühlt sicher Puls.
- Senioren-Chefin einer Puppenkleidernähfabrik bindet zielsicher und genau Schleifen.

An allen Beispielen kann man erkennen, dass erlernte Fähigkeiten lange gekonnt werden und auch zugelassen werden sollen. Menschen mit Demenz schöpfen aus ihren Restfähigkeiten Selbstwertgefühl.

Beschäftigungen

- Lieblingsgedichte vorlesen, genaue Kenntnisse der Biographie sind hier nötig, zu Hause ist Hintergrund bekannt.

- Die Lieblingsmusik wird gerne gehört, solange die Konzentration reicht, bei Unruhe oder Müdigkeit beenden.
- Stichwörter und Redewendungen *(# Astex-Quiz Band 02i ISBN: 398004-1-4#)*
- Kein TV bei allen Aktivitäten.
- Lebenskarten, Gesprächsanstöße für ältere Menschen *(# Lebenskarten: Herausgeber: Altenwerk der Erzdiözese Freiburg, Okenstr. 15 97108 Freiburg#)*
- Dias werden gut vertragen.
- Es ist empfehlenswert, ein Haus- oder Lebensbuch anzulegen. Hierzu dient ein Buch mit großgescannten Bildern von früher, die Schriftgröße zum Lesen großgedruckt. Enthalten sein können:
  - Kindheitsbilder von zu Hause (DIN 5)
  - Schulbilder, Poesiealben, Liebesbriefe, Tagebücher, Kochbücher selbstgeschrieben.
  - Bilder aus dem frühen Erwachsenenalter (DIN5)
  - Bilder aus Urlaubszielen (DIN 4)
  - Bilder von Familienfesten (DIN 5), alle Bilder laminiert

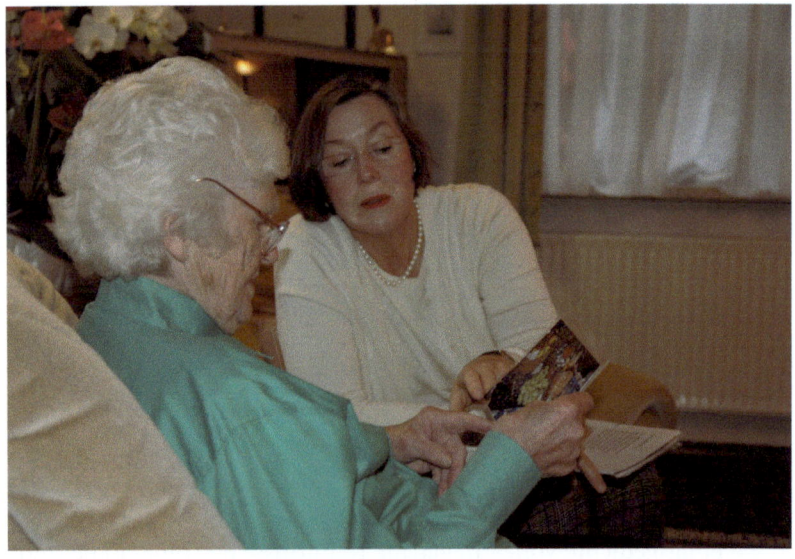

Abb. *. *: Kap. 3 Bild 6 a

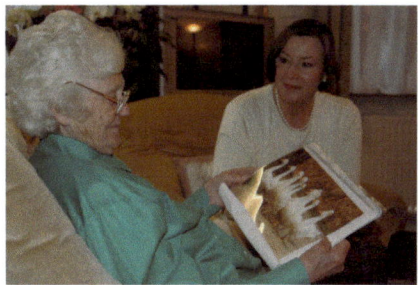 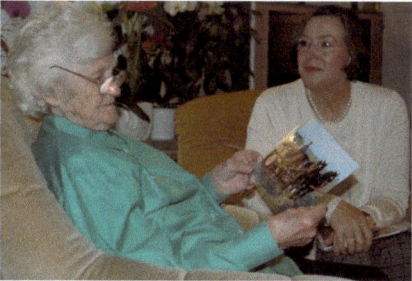

Abb. *. *: Kap. 3 Bild 6 b und c
Buch Alltag mit demenzerkrankten Menschen Seite 45 Abb. 3. 6

- Hilfreich ist es, ein Tagebuch zu führen. Kurze Berichte, was am Tag vorgefallen ist, schöne oder belastende Situationen, sind für die Trauerbewältigung später sehr hilfreich.
- Sonntag früh Gottesdienst schauen, gehört zum Sonntagsritual. Besser noch ist ein Kirchenbesuch.

Im Heimbereich

Genaue Biographiekenntnisse ☞ *. *(Kap. 3 Phase 3. 9) Um die speziellen Fähigkeiten, die noch vorhanden sind, zu aktivieren, sollten von Fachkräften, die gerontotpsychiatrische Zusatzausbildungen haben, in passenden Gruppen mit einbezogen werden.

Auf Homogenität achten (Gruppen bis 10 Personen), gleiche Sitzordnung, gleiche Rituale, singen, Gymnastik, z. B. :

Morgenrunde
kann beinhalten:
- jahreszeitliche Themen, Biographie: Schlachtfest, einwecken, Klöße kochen, Konfirmation, Reformationstag, Einkaufen, Wäschewaschen usw. (# M. Hammerla Stundenbilder ca. 150#).

- Das Stundenbild enthält: Thema, Zeitdauer, Ort, Absprachen, Medien, Gruppengröße, Transfer
- Stundenziele: Aktivierung, Erweiterung des Bewegungsmusters, Stabilisierung, motorisch, kognitiv, emotional, alle Sinne werden angeregt.
- Inhalte: Bewegung, Tanz oder Gymnastik, emotionale Stabilisierung, Erinnerungsarbeit, taktile Wahrnehmung
- Materialien: CD-Player, CDs, Tanzbänder, Dehnbänder, Holzstäbchen. Bücher zum Thema, immer passende Anschauung und Dekoration zum Thema, für alle Beteiligten Liedblätter zum Mitsingen.

Der Raum sollte täglich mit Stuhlkreis gestellt werden, für die Bewohner immer gleiche Plätze, Dekoration in der Mitte, alle Materialien sollten griffbereit liegen.

Der Verlauf des Stundenbildes:
1. Einleitung – Begrüßungsteil
2. Hauptteil – Arbeit zum Thema
3. Ausklang – Schlussritual je Bewohner ein Getränk (200 ml) reichen.

Das Hausbuch im Heimbereich:

Das Führen eines Hausbuches ist für die Angehörigen, wenn der Betroffene nicht mehr lebt, tröstend. In dieses Buch werden regelmäßig, ca. alle 6 Monate Bilder von dem Bewohner in verschiedenen Aktivierungsphasen (Singkreis, Gymnastik, Backgruppe, kreatives Gestalten, Sitztanz, Kaffee trinken, Spaziergänge) aufgenommen und abgeheftet(in DIN A5-Größe). Eigene Mal- oder Bastelwerke (nicht ohne biographische Kenntnisse), Gedichte und Lieder, jahreszeitlich zum selbst lesen, oder später zum Vorlesen oder Vorsingen durch eine Fachkraft, sollten eingeheftet sein. Sehr lange bleiben Kirchenlieder erhalten.

10-Minuten-Aktivierung

Die 10-Minuten-Aktivierung hat sich im Heimbereich gut etabliert. Die Bewohner erhalten die Möglichkeit, geistig und körperlich aktiviert zu werden. Alte Gebrauchsgegenstände (Kaffeemühlen, Taschentücher, Wäscheleinen, Wäscheklammern, große Knöpfe, Parfumflaschen, Muscheln, Kochlöffel, Tücher, Gürtel, Wolle, Holzringe, Geschenkbänder, Kiefernzapfen, Kopftücher, Werkzeug, Bürsten, Stifte, Stempel usw.) in eigenen Pappschachteln auf den Tisch stellen (Inhalt nicht mehr als 5- 10 Gegenstände), Deckel öffnen und Reaktionen abwarten. Jeder Bewohner wird persönlich aufgefordert, einen Gegenstand zu entnehmen. Auf Reaktionen warten, auch ein staunendes Befühlen ist eine positive Reaktion, Zeit geben. Jede Reaktion loben. *(# Schmidt-Hackenberg, U. : Wahrnehmen und motivieren. Hannover: Vincentz Verlag 1996, S. 36#)*

Beschreibung einer Gruppenstunde

Durchführung, Ziele, Reflexion

Nach den Bewegungsübungen finden sich nach einem Umtrunk drei Gäste in der Küche ein, um bei Mittagessen zu helfen. Bei den drei Gästen liegen Demenzformen in unterschiedlicher Ausprägung vor.

Bei Fr. R. wurde eine Multiinfarktdemenz diagnostiziert. Fr. R. lebt noch in der eigenen Wohnung, beim Abholen bemerken Pflegekräfte oft eine Denkzerfahrenheit. Oft läuft sie in der Wohnung hin und her, ob alles geschlossen ist. Sie kann Nachrichten nicht mehr richtig verstehen. Nach dem 11. September 2001 brachte sie Berichte aus dem Fernsehen immer wieder mit ihrer eigenen Vergangenheit (Krieg und Vertreibung) durcheinander. Früh war sie oft verängstigt und verstört. Sie löst Aufgaben, die an sie gerichtet werden, gut. Ihre emotionalen Ressourcen sind noch gut vorhanden. So ist Fr. R. hilfsbereit gegenüber anderen noch älteren Patienten, sie geht gerne mit zum Küchendienst, wie sie selbst sagt. Ihre Wortfindungsstörungen kaschiert sie mit Konfabulieren. Sie arbeitet sehr konzentriert.

H. S. hat nach Hemiplegie Gedächtnis- und Konzentrationsstörungen. Bei körperlichen Aktivitäten überschätzt er sich. Im Kurzzeitgedächtnis sind Defizite diagnostiziert. Die kognitiven Leistungen sind eingeschränkt. Beim Kochtraining muss er immer wieder erinnert und motiviert werden. H. S. redet gerne über seine Kenntnisse, ist immer fröhlich, fast euphorisch.

Fr. F. ist von einer Multiinfarktdemenz betroffen. Sie ist in ihrem ganzen Wesen eher wortkarg und mürrisch, sie ist sehr wechselhaft. Wenn sie etwas nicht möchte, widersetzt sie sich laut und deutlich.

Vorbereitung und Durchführung meiner Gruppenaktivität mit drei Patienten

Während der »Kochstunde« wurden zwei Patienten mit Maltherapie beschäftigt, drei andere Patienten arbeiteten in der Werkstatt handwerklich mit Holz. Frau G. saß bei uns in der Küche und beobachtete das Geschehen lächelnd. Herr K. lief im weitläufigen Flur auf und ab und redete, flüsterte mit sich.

Ziel des Kochens bei Patienten

Selbständigkeit, Alltagskompetenz erhalten, Aktivierung des Langzeitgedächtnisses. Wahrnehmung und Konzentration werden immer wieder trainiert und damit gefestigt.

Die Gäste haben sich die Hände gewaschen und Fr. R. holt drei große Schürzen für alle mit. Gegenseitig werden die Schürzen umgebunden. Fr. R. holt nur auf meine Anweisung hin die Arbeitsgeräte wie Töpfe, Schüsseln, Messer, Schneidbrettchen.

Die Anweisungen sind klar und freundlich ohne Umschweife.

Fr. R bekommt die gewaschen Kartoffeln zum Schälen.

Fr. F. ist mit dem Schälen und Schneiden der Möhren beauftragt.

H. S. hat die Aufgabe, gewaschene Champignons und Salatgurken sowie Tomaten zu schneiden. Diese Arbeiten fördern die **taktile Geschicklichkeit.**

Alle Gäste sitzen mit am Arbeitstisch. Fr. R. fängt an, die Kartoffeln zu schälen, sie fragt, wo sie die Schalen hinlegen soll, sie schält konzentriert, fragt aber sehr häufig, ob es gut wäre und ob es so richtig sei. Die Rückmeldung, die gegeben wird, ist immer positiv, ruhig und motivierend. Fr. F. schimpft über das Arbeitsmaterial, fängt dann aber doch an, die Möhre zu schälen, sie hat keine Fragen, ist aber sehr angespannt und nicht bei der Sache. Auf Zureden reagiert sie kaum oder mit einer abwertenden Bemerkung. Hr. S. fängt voller Energie an, verzettelt sich aber immer wieder; er hat Mühe bei einer Arbeit zu bleiben und bringt ständig Arbeiten durcheinander. H. S. bekommt immer wieder Struktur genaue Anweisung, nehme etwas von seinem Tempo zurück und wirke beruhigend auf den Arbeitsprozess ein. **Konzentration, Merkfähigkeit werden geschult.**

Fr. R. fragt immer wieder, ob alles richtig wäre, zwischendurch gibt sie Sprichwörter preis, (ja, ja die dümmsten Bauern. . .) oder sie stimmt ein Lied oder einen alten Schlager an, der ihr gerade einfällt. Auf Fragen, woher sie das Lied kenne, wird Fr. R. unsicher, sie lenkt ab. Auf die Frage, woher sie Kochen könne, sagt sie immer stolz: » Na von der Mutter, damals schon ganz früh«. Sie wird für ihr Können bestärkt und gelobt. **Erinnerungen werden emotional verstärkt.** Ab und zu nimmt sie Kontakt zum Nachbarn auf und möchte ihn aufheitern oder einfach nur gute Stimmung haben. Fr. R. spricht Fr. F. nicht an, diese spricht kaum und beendet auch nach ca. 15 Min. ihre Mithilfe in der Küche. Sie geht mürrisch, ihre Schürze ablegend, aus dem Raum.

H. S. erzählt von Gerichten, die er kennt und kochen kann. **Erinnerungsarbeit wird geleistet.** Er schaut in der Küche herum, immer wieder fällt ihm seine Arbeit ein, und er beginnt und fragt oft bei mir nach, ob seine Arbeit richtig sei. Ab und zu hält er inne, sagt jetzt müsse er eine Pause machen, geht zu seinem Platz und trinkt etwas. Auf meine Frage, ob er weiterarbeiten möchte, antwortet er laut »jawohl« und wieder springt er auf und beginnt mit dem Schneiden.

Fr. R. arbeitet konzentriert weiter. Ihrer Feinmotorik ist noch sehr gut, man merkt, daß sie ein Leben lang Hausfrau war. **Konzentration, taktile Fähigkeiten und Merkfähigkeit werden immer wieder abgerufen.** Nach einer knappen ¾ Std. sind die Kartoffeln geschält. Die Feinarbeit übernimmt am Waschbecken eine Praktikantin.

Fr. R. ist erleichtert und teilt dies auch mit. So nun sei es aber genug, auch sie geht zu ihrem Platz und trinkt einen Schluck.

Nun soll der Tisch gedeckt werden. Fr. F. wird gefragt, ob sie helfen könne. Sie bekommt Geschirr und Besteck, ebenso wie Servietten und Tischtücher. Fr. F. legt alle Tücher auf, den Tischschmuck räumte Fr. R. beiseite. Fr. R. deckt nun die Teller auf und fragt wieder um Richtigkeit. Hr. S. blickt sich wieder in der Küche um und will spontan mithelfen. . Er schaut auf seine Arbeit, erinnert sich und bleibt sitzen. **Koordination, Merkfähigkeit, Beweglichkeit werden geübt.**

Bei den letzten Teilen des Gemüses ist er sehr erleichtert; er springt auf und geht zum Herd, er fragt nach Garzeit der Kartoffeln und berichtet von seinen letzten Kochkünsten mit Kartoffeln.

Fr. R. und Fr. F. sprechen nicht miteinander; es wird hintereinander gearbeitet. Fr. R. vermeidet die verbale Konfrontation mit Fr. F. Geschirr und Besteck sowie Gläser sind richtig angeordnet. Zuletzt wird Frau R. gebeten, bitte das Brot zu schneiden. Wieder klare Anweisung von Stärke und Anzahl der Scheiben. Fr. R. liebt diese Arbeit, weil sie sich immer einige Randstückchen zurückbehält und diese zusätzlich isst. Aus ihrer Biographie wissen wir, dass Fr. R. Hunger leiden musste.

Am Schluss der Stunde wird allen Gästen für die Mithilfe gedankt. Zwei Gäste haben konzentriert mitgearbeitet. Es war eine **Alltagssituation, die Geschicklichkeit, Konzentration und Ausdauer** abverlangte. Eine Kochstunde hat immer etwas **Ganzheitliches**, weil viele Tätigkeiten und Rituale bekannt sind, diese Sicherheit und das **Können stärken das Selbstwertgefühl.**

Gemeinsames Mittagessen

Gemeinsames Mittagessen mit schwerstdementen Patienten fördert **visuelle, taktile und Geruchswahrnehmung.** Fr. G. und Hr. M sitzen beim Mittagessen sich gegenüber, die Pflegerin sitzt an der Stirnseite des Tisches und kann so beiden Patienten Impulse geben. Fr. G. , indem sie in ihrer Muttersprache (italienisch) kurze Aufforderungen gibt, die Gabel oder den Löffel füllt, ihr in die Hand gibt und leicht das Handgelenk nach oben tippt. Dieser kleine Anstoß genügt meistens, um den Löffel zum Mund zu führen und zu essen. Dieser Vorgang ist **tief verankert und bis zuletzt automatisiert.** Hr. M. wird ebenfalls auf diese Weise aktiviert, die Getränke werden in die Hand gegeben und beim gegenseitigen » Zum Wohl« werden wieder **alte tiefsitzende Erinnerungen aktiviert.** Die Patienten trinken alleine. In der Gemeinschaft fühlen sich die Patienten wohl. Jeder ißt mit seinen Tischmanieren und wie er es gelernt hat. **Wieder entstehen Sicherheit,** etwas zu können und **Gemeinschaftsgefühl,** keine Peinlichkeiten entstehen. In ruhiger, angenehmer Stimmung wird nach dem Essen noch Kaffee und etwas Süßes angeboten.

3. 10   Sich als Mann/Frau fühlen und verhalten

Partner sollten sich mit Demenz befassen und gut informieren.

Diskrete Veränderungen werden beschrieben. Arbeiten im Haushalt werden umständlich erledigt. Entscheidungen werden hinausgeschoben, bei allen Fragen bekommen Angehörige ausweichende Antworten. Der Betroffenen sei sonderbar geworden. Alle Eigentümlichkeiten werden vom Partner anfangs » übersehen«. Eine schlechte Nacht, die zurückliegende Erkältung, der gestrige Streit mit den Nachbarn, die eigene Ungeduld dem Betroffenen gegenüber sind oft Erklärungen für alle auftretenden Ungereimtheiten.

Der Betroffene selbst merkt seine Defizite und kann diese auch beschreiben. Die Vergesslichkeit, das Unbeholfensein bei einem Gespräch, die Angst den Verstand zu verlieren lassen den Betroffenen sehr oft in eine Depression geraten.

Partner die Rückzugstendenzen und anhaltende Umständlichkeiten beim Betroffenen bemerken, sollten sehr vorsichtig auf Hilfe und Diagnostik hinweisen. Bei einer verbalen Abwehr des Betroffenen, « das wird schon wieder, nur mal langsam, du willst mich wohl loswerden, wir schlafen erst mal drüber, « beharrlich bleiben. Kontakt zu Kindern und Vertrauenspersonen suchen. Das Problem nicht aus den Augen lassen.

Siehe: Anhang: Alzheimerberatung

Tipp: Ein Kochkurs für Männer, die später auf sich alleine gestellt sind, ist jetzt noch gut zu planen. *(#Dörre. U. Alzh. Info. 2/07#)*

3. 11 Für sichere und fördernde Umgebung sorgen

Für den Alltag ist anzuraten, Ersatzbrillen, Ersatzschlüssel, Kopien von Dokumenten, eine Ersatzprothese anzufertigen und an einem sicheren Ort zu verwahren. *(#Handbuch der Betreuung und Pflege von Alzheimer-Patienten, Kurz 1999 #)*

Ordnung und Struktur vermitteln, gibt Sicherheit im Alltag.
Jede Veränderung im Alltag verunsichert.
Bei Betroffenen, die alleine leben, ist auf Eigen- und Fremdgefährdung zu achten:
Angeschaltete Herdplatten; verdorbene Speisen, die nicht entsorgt sind; brennende Zigaretten; Medikamente, die wahllos oder gar nicht genommen werden, stellen große Gefahrenquellen dar. ☞ *. *(Kapitel 5, Phase 5. 11)

Tipp für die Wohnung allgemein

- *(# Barrierefreies Bauen Fa. Heinrich Bauer #)*
  - Für gute Ausleuchtung der Räume sorgen (500 Lux)
  - Herumliegende Kabel (Telefon-, Lampenkabel etc.) zusammenbinden und an Fußleiste festkleben.
  - Türschwellen durch verklebte Holzkeile sicher machen (später für den Rollstuhl wichtig).
  - Alle halbhohen Möbel sollten zum Abstützen geeignet sein.
  - Fußböden müssen rutschhemmend und befahrbar sein, z. B. Kork, Parkett, Holzdielen, Linoleum.
  - Textiler Belag eignet sich nicht wegen später einsetzender Inkontinenz.
  - Handläufe an Treppenaufgängen anbringen.
  - Rauchmelder installieren.

Badezimmer

(#Bauer, G. , Dr. Hasselkus, Leben ohne Barrieren, Konzepte für Bad und Toiletten, Flyer, 2004#) Auch bauliche Maßnahmen werden von Kassen bezuschusst.

- Toiletten und Badezimmertüre sollte nach außen angeschlagen werden, auch an Schließsysteme denken mit denen man von außen in die Räume gelangen kann.
- Rutschige Läufer entfernen.
- Hocker oder Stuhl zum Waschen im Sitzen um zum Ablegen der Kleidung bei Bedarf.
- Toilettensitzerhöhung besorgen
  - Haltegriffe im WC Bereich sind wichtig, Toilettensitzerhöhungen sind sinnvoll.
- Badewanne mit rutschfester heller Badematte oder Lifter ausstatten.
- Haltegriffe und leicht bedienbare Armaturen an Dusche, Badewanne, Toilette anbringen.

- Fön und Elektrogeräte entfernen und nur bei Benutzung bringen.
- Alle unnötigen Gegenstände wegräumen, klare Strukturen geben Sicherheit.

Küche

Arbeitsbereiche sicher gestalten.
Helligkeit am Arbeitsplatz.
Töpfe und ständig benötigtes Geschirr in Griffhöhe.
Scharfe Messer und Gifte entfernen, außer Sichtweite aufbewahren.
Herdsicherungen, Aquastopp und Rauchmelder installieren ☞ *. *(Kap. 4. – Phase 4. 11.)

In den Zimmern lassen sich an Schränken Hinweise vermerken (Geschirr, Gläser, Vasen, Stricksachen). Am Hausausgang auf Zeitung hereinholen und Post holen hinweisen.

Garten

Hochbeete anlegen.
Giftsträucher z. B. Eibe schneiden, darauf achten, dass Beeren nicht gegessen werden. ☞ *. *(Kap. 6. Phase6. 11.)
Gartenteiche sichern, Maschendraht über kleine Fläche befestigen.
Den Garten zum Laufen für spätere Phasen einzäunen.
Sichere Sitzplätze, keine Schaukeln.
Blumenbeete für später sichern, Betroffene gehen in fortgeschrittener Demenz überall hin.
Dornengesträuch zurückschneiden, Verletzungsgefahr.
Türen in den Garten schwellenlos gestalten, um in späteren Phasen mit dem Rollstuhl nach draußen zu können.
Sonnenschutz bzw. Laube installieren.

Alle Maßnahmen sollten so gestaltet sein, dass sie den Charakter der Wohnung nicht grundlegend verändern, dieses würde eine Irritation bedeuten.

Einsatz technischer Hilfen

Einsatz technischer Hilfen in der Pflege und Betreuung Demenzkranker

Allgemeine Betrachtung des Einsatzes technische Hilfsmittel:
Die oberste Maxime beim Einsatz technische Hilfen in der Pflege und Betreuung dementiell Erkrankter lautet:
Technische Hilfsmittel können und dürfen keinen Ersatz für die persönliche Betreuung und Zuwendung darstellen!
Jedoch können technische Hilfsmittel für den Kranken eigene Unsicherheiten mindern helfen und Ängste abbauen.
Dadurch können sie beitragen, eine vorhandene Lebenssituation weitgehender Selbstständigkeit möglichst lange zu erhalten oder gar zu verbessern.

Wichtige Fragen, die dabei vorab zu beantworten sind, lauten u. a. :
- Ist der Einsatz der technischen Hilfe mit der Würde des Kranken zu vereinbaren?
- Schränkt der Einsatz die Freiheit des Kranken ein?
- Werden die vorhandene Unsicherheit und Desorientiertheit noch verstärkt?
- Dient der Einsatz der technischen Hilfsmittel dazu, Selbständigkeit für den Kranken möglichst zu erhalten oder zurückzugewinnen?

Aus Sicht der pflegenden Personen darf der Einsatz von technischen Hilfen nie die persönliche Betreuung und Zuwendung ersetzen.
Technische Hilfen können dazu dienen, meist bei der Pflege und Betreuung, z. T. auch bei der Überwachung im Sinne der Sicherheit des Kranken und seiner Mitbewohner, eine Entlastung herbeizuführen. Eine pauschale Befürwortung wie eine pauschale Ablehnung des Einsatzes technischer Hil-

fen wäre nicht gerechtfertigt. Der Einsatz sollte jedoch als ein Baustein in das Betreuungs- und Versorgungskonzept integriert werden, das dem Ziel dient, für den Demenzkranken ein möglichst selbständiges Wohnen zu erhalten und dabei sowohl seine Würde zu wahren als auch seiner Lebensfreude zu dienen.

Der Einsatz technischer Hilfsmittel in der Pflege und Betreuung sollte immer auf der Basis kompetenter Beratung erfolgen. Geeignete Beratungs- stellen: siehe Anhang (Deutsche Alzheimer Gesellschaft).

Rechtliche Betrachtung des Einsatzes technischer Hilfsmittel

Der Einsatz von technischen Hilfsmitteln in der Pflege und Betreuung von Demenzkranken stellt häufig ein sensibles Thema dar, das bei Angehö- rigen wie auch Fachleuten Unsicherheit hervorruft. So werden beim Einsatz technischer Mittel rechtliche und ethische Fragen gestellt, die bei einem vergleichbaren Einsatz von nichttechnischen Unterstützungsmöglichkeiten nicht oder in viel geringerem Maße gestellt werden.

Besondere rechtliche Fragen treten dann auf, wenn ein Einsatz technischer Hilfsmittel ohne Zustimmung der Erkrankten erfolgt, weil er nicht mehr zu einer bewussten Einwilligung in der Lage ist, oder wenn ein solcher Einsatz gar gegen den Willen des Erkrankten erfolgt. Hierbei ist vorab zu klären, ob die rechtlichen Voraussetzungen für eine Betreuung vorliegen. In diesem Falle sind auch § 1901 Abs. 2 Satz 1 BGB die Angelegenheiten des Betreuenden so zu besorgen, wie es dessen Wohl entspricht. Eine wichtige Entscheidungshilfe für die Beantwortung der Fragen, welcher Einsatz tech- nischer Hilfen dem Wohl des Betreuten entspricht, können Festlegungen in der Vorsorgevollmacht ☞ *. *(Kap. 3. Phase 3. 12. Vorsorgevollmacht) sein, in denen die Zulässigkeit, Reichweite und Intensität einer eventuellen Technikanwendung beschrieben werden.

Liegt solche Festlegung nicht vor, so ist im Zusammenhang aller Betei- ligten, also Angehörigen, Fachleuten der sozialen Dienste und der Wohn- beratung und soweit möglich des /der Betroffenen über einen möglichen Technikeinsatz zu entscheiden.

Für den Fall, dass mit dem Einsatz technischer Hilfen »unterbringungs- ähnliche Maßnahmen« verbunden sind, sind die entsprechenden rechtlichen Vorschriften zu beachten. ☞ *. *(Kap. 5 Phase 5. 11.)

Zusammenfassend ist festzuhalten:

Ein Einsatz technischer Hilfen bei der Pflege und Betreuung von Demenzkranken ist immer dann sinnvoll, wenn er, unter Wahrung der Würde und unter Berücksichtigung der Identität und des Erlebens des Erkrankten

- Der Erhaltung vertrauter Verhaltensweisen und Handlungen
- Der Fortsetzung des selbständigen Wohnens
- Der Wahrung und Steigerung der Lebensqualität und Lebensfreude des Erkrankten dient,
- Eine Selbst- und Fremdgefährdung vermeidet oder vermindert und
- Personen für die eigentliche Betreuung und Zuwendung entlastet.

(#Technische Hilfen für Demenzkranke, Auner S. 2005#)

3. 12 Soziale Bereiche des Lebens sichern

Es gibt auch die Möglichkeit, regionale Betreuungsgruppen, meist auch von Wohlfahrtsverbänden angeboten, zu besuchen. Hier finden meist einmal in der Woche Patiententreffen in der Gruppe statt; mit einer geschulten Fachkraft und ehrenamtlichen Helfern werden Gäste für Stunden betreut. Die Gäste müssen noch gut kommunizieren können. Angehörige können für Stunden entspannen oder Termine wahrnehmen.

Alle Wohlfahrtsverbände geben Auskunft (AWO, ASB, Deutsches Rotes Kreuz, Johanniter, Caritas, Diakonisches Werk, Paritätischer Gesamtverband, Zentralwohlfahrtsstelle der Juden in Deutschland e.V. -ZWST)

Wichtig für die Zukunft:

Angehörige bzw. Pflegende sollten spätestens in dieser Phase mit dem Betroffenen Entscheidungen für die Zukunft klären, die Patientenverfügung sagt folgendes aus:

Klärung rechtlicher Aspekte

Angehörige bzw. mit der Pflege betraute Personen sollten spätesten ab Phase 3 der Erkrankung mit dem Patienten wichtige Entscheidungen für die Zukunft vorbereiten. Hierzu gehören

Die Patientenverfügung

In einer Patientenverfügung kann der Kranke für die Zeit möglicher späterer Hilflosigkeit Wünsche zur medizinischen Behandlung formulieren. Dies kann Einsatz oder Ausschluss von Medikamenten und medizinischen Apparaten betreffen sowie für das letzte Stadium der Krankheit, die Anwendungen von lebensverlängernden Maßnahmen.

Eine möglichst genaue Formulierung der Wünsche ist sowohl für den behandelnden Arzt als auch für die Angehörigen sinnvoll.

Z. B. sollten die Umstände und der körperliche und geistige Zustand genau benannt werden, bei deren Eintreten keine lebensverlängernden Maßnahmen greifen sollen. In der Patientenverfügung kann der Kranke auch festlegen, ob und unter welchen Bedingungen er bei späterer Einwilligungsunfähigkeit an wissenschaftlichen Untersuchungen teilnehmen will oder ob einer wissenschaftlichen Untersuchung nach seinem Tode zustimmt.

Von ärztlicher Seite werden die von der Patientenverfügung geäußerten Wünsche soweit möglich beachtet. Ausnahmen können jedoch Situationen darstellen, in denen akuter Handlungsbedarf und damit die Verpflichtung zu ärztlicher Notfallhilfe eintritt. Die Patientenverfügung kann bei einem Notar oder einer Person des Vertrauens des Kranken hinterlegt werden. Auch der Hausarzt sollte eine Kopie erhalten.

Wenn der Fall eintritt dass eine andere Person für den Kranken Entscheidungen über die medizinische Behandlung treffen muss, ist die Patientenverfügung dem Vormundschaftsgericht vorzulegen. Die Patientenverfügung kann die Angehörigen bzw. pflegende Personen jedoch nicht umfassend vor der Notwendigkeit ethisch schwieriger Entscheidungen im Einzelfall schützen.

www. dipat. de

Vorsorgevollmacht

Eine Vorsorgevollmacht ist eine schriftliche Willenserklärung, durch die eine/mehrere Person/en in Bezug auf die in der Vollmacht genannten Bereiche in Auftrag des Verfassers der Vollmacht handeln kann/können. Enthalten ist dann auch die Bennennung des Zeitpunktes oder der Situation, in der diese Vollmacht in Kraft treten soll.

Da nur voll geschäftsfähige Personen rechtsgültige Vollmachten erteilen können, ist eine frühzeitige Ausstellung der Vorsorgevollmacht sinnvoll.

Die Vollmacht erstreckt sich üblicherweise auf Bank- und Versicherungsgeschäfte, Kontakte mit Behörden sowie allgemein auf das Öffnen der Post. Auch die genaue Beschreibung der Wünsche über die Umstände des späteren Lebens und die Auswahl eines möglichen Alten- und Pflegeheimes sind sinnvoll.

Eine notarielle Beglaubigung der Vorsorgevollmacht ist nur erforderlich, wenn sie auch Immobiliengeschäfte betrifft.

Im Sinne größerer Sicherheit ist sowohl eine notarielle Beglaubigung als auch eine Hinterlegung beim Notar anzuraten. In diesem Falle sollte, auch zur Kontrolle des Inhaltes, eine Kopie im Hause des Ausstellers vorhanden sein.

Als Leitlinie für die Aufstellung einer Vorsorgevollmacht können Musterdokumentationen der Betreuungsstellen dienen. Betratung bietet auch die Deutsche Alzheimer Gesellschaft an (siehe Anhang).

Die Betreuungsverfügung

Mit einer Betreuungsverfügung kann ein Betreuer bestimmt werden, der im Falle späterer Hilflosigkeit vom Vormundschaftsgericht als gesetzlicher Vertreter eingesetzt werden soll.

Darüber hinaus können in dieser Verfügung, ähnlich wie in der Vorsorgevollmacht, nähere Wünsche über die Umstände des späteren Lebens, die Verwaltung des Vermögens u. a. enthalten sein, um dem späteren Betreuer Anhaltspunkte für das Handeln im Sinne des Kranken zu geben.

Eine Betreuungsverfügung kann auch durch nicht (mehr) geschäftsfähige Personen verfasst werden.

Betreuungsverfügungen sollten ggf. gemeinsam mit einer Vorsorgevollmacht beim Vormundschaftsgericht hinterlegt werden.

Das Testament

Ein wirksames Testament kann nur von einer testierfähigen Person errichtet werden, dies setzt die volle Geschäftsfähigkeit voraus. Im Bürgerlichen Gesetzbuch wird bestimmt, dass »ein Testament nicht einrichten kann, wer unter krankhaften Störungen der Geistesfähigkeit. . . . . nicht in der Lage ist, die von ihm abgegebene Willenserklärung einzusehen.

Sollte die Testierfähigkeit fraglich sein, ist es – wie bei einer Vollmacht – sinnvoll, das Testament notariell beglaubigen zu lassen und beim Notar zu hinterlegen.

Das Pflegestärkungsgesetz 2

Der zweite Schritt der Pflegereform trat am **1. Januar 2016** durch das Pflegestärkungsgesetz II in Kraft. Damit einhergehend sind die Pflegekassen verpflichtet, nicht nur dem Pflegebedürftigem selbst, sondern auch seinen Angehörigen eine Pflegeberatung zu gewährleisten.

Die Pflegeberatung

Wenn Sie bei der Pflegeversicherung Leistungen beantragt haben, muss diese Ihnen oder Ihren Angehörigen unverzüglich einen Pflegeberater oder eine Beratungsstelle nennen. Innerhalb von 14 Tagen muss Ihnen ein Beratungstermin angeboten oder Ihnen ein Beratungsgutschein ausgestellt werden. Diesen können Sie wiederum innerhalb von 14 Tagen bei den Ihnen genannten Beratungsstellen einlösen. Die Beratung kann, je nach Wunsch, sowohl in der Beratungsstelle, in der Häuslichkeit als auch in einer stationären Einrichtung erfolgen. Die Neutralität und Unabhängigkeit der Beratung hat die Pflegekasse zu gewährleisten. Ferner hat die Pflegeversicherung Ihnen nach Antragseingang eine Vergleichsliste bzgl. der Leistungen und Vergütungen der, in Ihrem Einzugsbereich zugelassenen, Pflegeeinrichtungen zu übermitteln. Außerdem hat die Pflegeversicherung Sie über den nächsten Pflegestützpunkt sowie die Tatsache, dass die dortige Beratung unentgeltlich erfolgt, zu informieren. Ergänzend müssen die Pflegekassen Sie über anerkannte niedrigschwellige Betreuungs- und Entlastungsangebote sowie über Angebote der integrierten Versorgung aufklären. [1]

Das zentrale Element der Reform, die Definition und die Umsetzung eines neuen Pflegebedürftigkeitsbegriffs erfolgt zum **01. Januar 2017**. Damit gehen weitreichende Änderungen einher, die nachfolgend genauer erläutert werden.

Pflegegrade statt Pflegestufen

Zukünftig erfolgt die Einstufung der Pflegebedürftigkeit in einen der folgenden 5 Pflegegrade:

- Pflegegrad 1: geringe Beeinträchtigung der Selbstständigkeit
- Pflegegrad 2: erhebliche Beeinträchtigung der Selbstständigkeit
- Pflegegrad 3: schwere Beeinträchtigung der Selbstständigkeit
- Pflegegrad 4: schwerste Beeinträchtigung der Selbstständigkeit
- Pflegegrad 5: schwerste Beeinträchtigung der Selbstständigkeit mit besonderen Anforderungen an die pflegerische Versorgung

Wer bisher eine Pflegestufe zugesprochen bekommen hat, wird übergangsweise einen Pflegegrad höher eingestuft. Liegt eine dauerhaft erheblich Eingeschränkte Alltagskompetenz vor erhöht sich die Einstufung um 2 Stufen.[2] Bei Neubegutachtungen zählt zukünftig nicht mehr der Pflegeaufwand in Minuten, sondern der Grad der Selbstständigkeit. Der MDK nutzt hierfür das neue Begutachtungsinstrument (NBA).

Eine Höherstufung ab dem 01. Januar 2017 hat nicht mehr zur Konsequenz, dass bei stationärer Pflege der Eigenanteil steigt, da dieser fortan für alle Pflegegrade gleich ist. [3] Für Pflegeheimbewohner, die bisher einen niedrigeren Eigenanteil zu entrichten hatten, gilt übrigens ein Besitzbestandsschutz, d. h. Sie müssen nicht mit höheren Kosten rechnen. [4]

Renten- und Arbeitslosenversicherung

Für Pflegende, die eine Person des Pflegegrades 2 bis 5 mit 10 Stunden in der Woche pflegen (verteilt auf min. 2 Tage), zahlt die Pflegeversicherung, in Abhängigkeit des Pflegegrades, in Zukunft höhere Beiträge zur Rentenversicherung.

Für den Fall, dass der Pflegende seinen Beruf aufgibt, um die Pflege zu übernehmen, zahlt die Pflegeversicherung für die gesamte Pflegezeit Beiträge zur Arbeitslosenversicherung. Daraus ergibt sich für den Pflegenden ein Anspruch auf Arbeitslosengeld und Leistungen der aktiven Arbeitsförderung, sollte der Übergang von der Pflege in den Beruf nicht nahtlos erfolgen. [5]

Ferner erhöhen sich mit der Umstellung auf die Pflegegrade in großem Umfang auch Sachleistungen, wie z. B. Tages-/Nachtpflege. Die aktuellen Leistungsansprüche der Pflegeversicherung sowie Hinweise zur Beantragung finden Sie auf Pflegenaut. de.

Quellen:

[1] **Sozialgesetzbuch (SGB) – Elftes Buch (XI) (§§7, 7a, 7b)** – Soziale Pflegeversicherung- Artikel 1 des Gesetzes vom 26. 05. 1994 (BGBl. I S. 1014), zuletzt geändert durch Gesetz vom 16. 07. 2015 (BGBl. I S. 1211) m. W. v. 01. 01. 2015 bzw. 23. 07. 2015.

[2] **Stenzel, Carola (2016):** Pflegestärkungsgesetz II. Von den Pflegestufen zu den Pflegegrade. DBfK Bundesverband e. V. Erlangen, 10. 05. 2016.

[3] **Bundesministerium für Gesundheit (Hg.) (2016):** Das Pflegestärkungsgesetz II. Das Wichtigste im Überblick. Berlin.

[4] **vdek (Hg.) (o. J.):** Bestandsschutz Pflege. Online verfügbar unter https: // www. vdek. com/presse/glossar_gesundheitswesen/bestandsschutz-pflege. html, zuletzt geprüft am 17. 06. 2016.

[5] Sozialverband VdK Sachsen e. V. (Hg.) (o. J.): Die Umsetzung des Pflegestärkungsgesetzes I und II. Online verfügbar unter http: //www. vdk. de/ sachsen/pages/pflege/65922/pflegestaerkungsgesetz_i_und_ii, zuletzt geprüft am 17. 06. 2016.

Peggy Zimmermann: Pflegewirtin 2016

Dipl. Soz. Päd. (FH) Frank Gerstner, Soziale Dienste BRK Lichtenfels ab 2015 **Diplomica Verlag** 2008 –ISBN: 13-978-383662093

Bei Fragen zur Pflegeversicherung kann im Bundesministerium für Arbeit und Soziales nachgefragt werden. Bürgertelefon zur Pflegeversicherung: 030 340 60 66 02

Fragen zum Pflegegeld: **www. pflegegeldrechner. com**

Fragen zu gesetzlichen Leistungen: **www. pflegestaerkungsgesetz. de**

3. 13 Mit existentiellen Erfahrungen des Lebens umgehen

Die Defizite treten auf deutlicher auf, Hilfen werden mehr nötig. Hier empfiehlt sich, dringend in einer Familienkonferenz die Frage zu klären, ob die Familie die Kraft aufbringen und eine Pflege durchführen kann.

Alle Familienangehörigen sollten auf ihre Weise mit eingebunden sein. Belastungsfaktoren sind anzusprechen (psychische, physische und soziale Einschränkungen).

Eine Pflege aus einem schlechten Gewissen heraus wird nicht funktionieren. Auch kann die Pflege nicht einer Person zugemutet werden, da oft hochbetagte Ehefrauen oder Töchter in die Pflege »hineinrutschen«.

Aus Belastungssituationen kann Gewalt erwachsen. Im Vorfeld können dies sein: schwierige Beziehungen untereinander, Persönlichkeitsmerkmale Täter/ Opfer, wenig soziale Unterstützung, wenig Hilfen von außen; keine oder kaum Beratung oder Aufklärung über dementielle Erkrankung. *(# Alzheimer Info. Dr. Hirsch, R. 2/02#)*

> Tipp: Beratungen, Hilfen hierzu vor Ort durch den Hausarzt, Gemeinden, Stadtverwaltung, Landratsämter, Kirchen. Tageszeitungen weisen regelmäßig auf Treffen der pflegenden Angehörigen hin.

Entlastung durch Tagebuch

Hilfreich ist es, Tagebuch zu führen. Kurze Berichte, was am Tag vorgefallen ist, schöne oder belastende Situationen, sind für die Trauerbewältigung später sehr hilfreich.

Im Handel werden Lebensbücher angeboten. Diese Bücher können gemeinsam regelmäßig in einer angenehmen Atmosphäre, z. B. bei einer Tasse Tee, immer wieder ausgefüllt werden.

Der Inhalt des Buches sollte mit der Kindheit beginnen. Gute Erinnerungen oder was Angst einflösste, die Kinderfreundschaften und schöne Erlebnisse mit Mutter und Vater werden aufgezeichnet. Erinnerungen an die Großeltern werden aufgegriffen. Was aus der Schulzeit bekannt ist, wird notiert, gute und schlechte Fächer dürfen erwähnt werden.

Die Jugendzeit ist für alle Menschen eine Umbruchzeit, die Ereignisse der Konfirmation und Kommunion prägen sich ein. Es folgen die Ausbildungszeiten, Partnerwahl und Familiengründung. Die erste Wohnung, berufliche Erfolge oder Misserfolge, Reisen, die man unternahm, die Freizeitgestaltung am Wochenende sind für Angehörige, aber auch für Betreuungspersonen später wichtig.

Am Beginn der Krankheit kann der Mensch mit Demenz noch gut seine Werte formulieren. Welche Einstellung gibt es zur Treue, Liebe, Pflicht, Ehrgeiz, Ordnung, Freiheit, Verantwortung, Stolz, Toleranz, Höflichkeit.

Welche Vorlieben werden genannt, dieser Bereich kann Hobbies, Essen und Trinken, Kultur betreffen.

Für die Angehörigen können Antworten über einen Rückblick tröstend sein, dieser kann beinhalten, was dem Betroffenen heute leid tut, wofür er sich bedankt.

Vorausblickend könnte notiert werden, wie das Sterben gewünscht wird. Wer noch einmal getroffen werden möchte. Über das Thema Schmerz kann gesprochen werden.

Bis hin zum letzten Willen können hier alle Wünsche eingetragen werden, die formuliert wurden. Es kann das Begräbnis mit aufnehmen und Schenkungsäußerungen für Hinterbliebene festlegen. *(#Aus meinem Leben#Lehmann, 2007)*

Kapitel 4

4. Phase

Einführung in die 4. Phase
In der 4. Phase werden Gedächtnisprobleme stärker spürbar. Die Konzentration ist stark herabgesetzt, eine Rechenfähigkeit kaum möglich. Orientierungsschwierigkeiten können in der Wohnung zum Verlaufen führen. Der Verlust der Schreibfähigkeit kann entstehen. Das Lösen schwieriger Aufgaben wird problematisch, z. B. Auto fahren, der Umgang mit Geld, neue Situationen wie Verreisen können beim dementen Menschen zu einem Vermeidungsverhalten und einem Nachlassen seiner sonst gerne ausgeführten Tätigkeiten führen. Eine überwachte Selbständigkeit und eine Finanzüberwachung sind hier ratsam.

Der Betroffene kann sich nicht mehr an wichtige Ereignisse der letzten sieben Tage erinnern. Aktuelle beliebte Sendungen werden fragmentarisch gewusst. Orientierung zu Zeit und Ort gehen verloren.

4.1 Kommuninizieren

Für den Dementen wird es immer schwieriger, sich mitzuteilen, die logischen Zusammenhänge bestehen für ihn nicht mehr. Sätze können nicht mehr richtig formuliert werden. Dies betreffen eher die Inhalte des Gesagten als den Satzbau. Der Betroffene schämt sich, zieht sich zurück oder wird schroff.

Pflegende müssen ihre Kommunikation anpassen, der Betroffene kann es nicht mehr.

Kontakte nach außen werden erschwert, weil sich Partner in Öffentlichkeit oft merkwürdig verhält oder beleidigend benimmt. Zu Hause, wenn Besuch kommt, ist der Betroffene eher unsicher.

Durch die einsetzende Zeitverschiebung wollen Demente oft heim zu Mutter oder Vater, vielleicht werden auch ganz frühe Wohnorte genannt. Krankheitsbedingte Äußerungen nicht korrigieren und auf Richtigkeit beharren.

Alle Äußerungen verbal und nonverbal sind von Betroffenen echt. Menschen mit Demenz wollen weder lügen, noch jemanden hinters Licht führen. Äußerungen können komisch klingen, sind aber im Zusammenhang und mit Biographiekenntnissen sehr oft schlüssig.

Beispiel:

Ungeliebte Pflegeperson verlässt das Zimmer. Betroffene rollt die Augen und sagt »Dragoner«.

Kommunikationsregeln

Beruhigend auf Menschen mit Demenz einwirken. (#*Goldene Regeln für Menschen mit Demenz, Prof. Dr. Kraft, Coburg #*)

In der Kontaktaufnahme mit dem Betroffenen ist es wichtig, langsam von vorne auf ihn zuzugehen, durch die veränderte Wahrnehmung kann es bei einer schnellen Annäherung von der Seite zu einer Sinnestäuschung kommen, die eine Abwehr hervorrufen kann.

Keine Diskussionen, diese verwirren den Betroffenen unnötig.

- Langsame kurze Sätze sprechen
- Wertschätzung geben.
  - Loben bei richtigen Reaktionen
  - Trösten, wenn die Worte nicht zu finden sind z. B. »Eile mit Weile«
- Gegenüber Zeit zum überlegen lassen, evtl. wiederholen um dem Vergessen vorzubeugen.
- Kurze Sätze als Fragen stellen
- Bei Gesprächen in der Gruppe oder Familienfesten auf Überforderung achten
- Nebengeräusche wie TV oder Radio stören ein Gespräch
- Immer beruhigend auf den dementen Menschen einwirken

- Die Vergangenheit als Überleitung einsetzen
- Geduld aufbringen, Zeit geben, um nach einer Antwort zu suchen
- Nie gedrängte Informationsflut, die nicht verstanden wird
- Immer wieder Begebenheiten einfließen lassen die positiv waren (sportliche Leistungen, berufliche Erfolge, privates Glück)

Bei einem gestörten Sprachverständnis sollten andere Formulierungen verwendet werden. Vielleicht sprach man zu Hause einfache Umgangssprache, verwendete einfache Formulierungen oder es wurde sich gewählt ausgedrückt.
- Folgende Umschreibungen können ausprobiert werden:

Zum Thema Schlafen:

- Schäfchen zählen
- Schlafen gehen
- Es ist Feierabend
- In die Federn legen
- Ein Nickerchen machen
- Ihr Bett ruft
- Matratzenhorchen
- Ins Nest gehen

Zum Thema Essen:

- Das Mittagessen ist fertig
- Guten Appetit
- Bitte zu Tisch
- Hier gibt es was Süßes
- Heute gibt es Hausmannskost
- Da hat der Koch etwas Gescheites gekocht
- Wie bei Muttern
- Essen hält Leib und Seele zusammen
- Ich hab was Leckeres mitgebracht

- Was Gutes zum Mampfen
- Der Suppenkasper wollte auch nie essen

Zum Thema Toilette:

- Müssen Sie zur Toilette
- Hier ist das Klo, Abort, Häusle, Töpfchen
- Müssen Sie pinkeln, Lulu
- Gehen wir hintern Busch
- Müssen Sie austreten
- Müssen Sie ein Bächlein machen
- Hier können kleine Jungs/ Mädchen
- Auch derbe Ausdrücke sind bekannt

Zum Thema Waschen:

- Komm es gibt ein schönes Vollbad
- Eine kühle Brause
- Schnell Katzenwäsche
- Rückenschrubben
- Fußbad und Wassertreten
- Eine Kneippkur
- Die Morgentoilette
- Verschönern

Für die Medikamentenausgabe:

Medikamente können folgende Bezeichnungen haben:
- Tablette, Arzenei, Gift, Pille, Hausmittel, Herztropfen, Magen-
  mittel, Schlaftablette, Schmerzpille, Abführpille, Hustentropfen,
  Hustenpastille.
- Hier nehmen sie, das tut gut

- Dein Schnäpsle
- Dein Verdauungsschnaps
- Der Magenbitter
- Melissengeist
- Vitaminstoß
- Die Tablette hat Ihr Hausarzt verordnet
- Nehmen Sie die Medizin, Ihr/e Frau/ Tochter, Sohn freuen sich
- Das ist die bittere Pille
- Hier ihr Heilmittel gegen (Schmerzen usw.)

Gehen, bewegen

- gehen
- daherschreiten wie zum Ball
- anhüpfen
- angetrippelt kommen
- im Stechschritt
- herkraxeln
- Im Walzerschritt
- Trampeln
- Tappeln
- herhumpeln

#Text aus Unterrichtunterlagen, Umgang mit gerontopsychiatrisch veränderten Menschen. Dipl. Psychologe Michael Marr #

Problembereich ständiges Fragen

Pflegende beschreiben ständiges Fragen z. B. :
»Wann gibt es Essen?« oder »Wo geht es in die Waldstraße 7?« usw. als sehr große Belastung. Die Fragen werden innerhalb einiger Sekunden immer wieder gestellt.

Tipp:
- Kann der Betroffene noch schreiben, lesen und verstehen, ist ein von ihm geschriebener Tagesablauf für eine gewisse Zeit sehr sinnvoll und hilfreich, z. B.
  - 7. 30 Anna steht auf, wäscht sich
  - 8. 00 Frühstück in der Küche
  - 8. 30 Anna geht zur Toilette
  - 9. 00 Spaziergang und Einkauf mit Gertrud (Tochter)
  - 10. 30 Essen vorbereiten mit Gertrud
  - 11. 30 Toilette, Hände waschen
  - 12. 00 Mittagessen
  - 13. 00 Mittagsruhe
  - 14. 00 Toilette und Händewaschen
  - 14. 30 Kaffee und Kuchen, Spaziergang
  - 16. 00 Ausruhen
  - 17. 30 Beim Abendessen helfen
  - 18. 30 Vorbereitung im Badezimmer, Toilette
  - 19. 30 Abendlied oder Abendgebet
  - 20. 00 Anna schläft

Eine pflegende Angehörige berichtete, dass sich ihre Mutter mit dem selbstgeschriebenen Stundenplan monatelang beruhigen lies. Die Mutter hatte noch die Fähigkeiten, zu lesen und die Uhr zu erkennen. Nach 8 Monaten war diese Ressource erloschen.

Beispiel für Kommunikation:
- **Im Heim:**
  - Widersprüche in der Kommunikation erzeugen bei Menschen mit Demenz Angst
  - Beispiel an Hand der verschiedenen Antworten von Pflegekräften:
  - Frau XX sucht ihre Mutter, folgende Pflegekräfte antworten:
  - A sagt: Frau XX Sie sind jetzt 87 Jahre, ihre Mutter müsste jetzt über 100 sein, das gibt es nicht.
  - B sagt: Frau XX es ist gut, kommen Sie, wir suchen die Mutter
  - C sagt: Frau XX können Sie uns bitte beim Wäsche legen helfen
  - D sagt: Frau XX hören Sie doch mit dem Quatsch auf.

- E sagt: Frau XX Sie sind traurig, sie hatten eine gute Mutter
- F sagt: Frau XX Sie hatten die beste Mutter
- G sagt: Frau XX kommen Sie, es gibt gleich essen
- H sagt. Frau XX was machen Sie sich denn für Sorgen, es ist alles o. k.
- I sagt: Frau XX wollen wir spazieren gehen
- Es gibt viele Möglichkeiten zu antworten.
- Grundsätzlich sollte eine Kommunikationstechnik von allen Beschäftigten eines Heimes bekannt und benutzt werden, um zusätzliche Verwirrung zu vermeiden. Der Betroffene sollte in seiner Not ernst genommen werden. Es sollte kein übertriebenes Theater gespielt werden, nicht gelogen, heruntergespielt oder ausgelacht werden. Fachkräfte, die über eine Zusatzausbildung Gerontopsychiatrie verfügen, können ein Pflegeteam immer wieder unterstützen. Bei vielen Pflegenden spielt unbewusst die Angst eine Rolle, sich lächerlich zu machen oder selbst verrückt zu werden. (#Mensch sein, Mensch bleiben# Rath, 1997) Leidtragende sind immer die Betroffenen, die sich nicht wehren können. Um eine möglichst einheitliche Antwort zu geben, sind Fortbildungen nach einer Methode in regelmäßigen Abständen sinnvoll, z. B. Personenzentrierte Pflege nach Tom Kidwood, Mäeutik von Cora van der Kooij, Validation nach Naomi Feil, SET = Selbsterhaltungstheorie von Barbara Romero, Dementia Care Mapping (DCM) von Kidwood, Integrative Validation nach Nicole Richard.

4. 2   Sich bewegen

Das Gangbild ist verändert, der Körper leicht nach einer Seite geneigt.

Das Gehen sowie alle anderen Reaktionen sind verlangsamt. Bewegungen und Laufen sind noch alleine möglich, wegen Orientierungsschwierigkeiten nicht alleine nach draußen lassen.

Bei allen Übungen die Biographie mit einbeziehen, pflegenden Angehörigen ist bekannt, was Demenzkranker gerne tat. Grundsätzlich: Wer gerne spazieren ging, wird jetzt auch bereitwillig mitgehen.

Tipps für Ausgänge sind hier:

- Hausfrauen gehen gerne Einkaufen. Wegen der Reizüberflutung sind Supermärkte (Farben, Geräusche und Düfte) nicht geeignet. Besser geeignet sind Wochenmärkte.
- Frauen gehen gerne »über den Friedhof«
- Wer gerne im Garten tätig war, lässt sich mit einem Blumenkauf am Markt locken
- Für Kunstliebhaber empfiehlt sich ein Ausflug zu einer Ausstellung, auch bei Regenwetter gut möglich
- Kirchenfreunde besuchen gerne ihre Lieblingskirche
- Immer Treppen benutzen

Alle Alltagsverrichtungen sind Bewegungsübungen, vom Heben der Einkaufstaschen, zum Ausschütteln der Kopfkissen, hin- und hochreichen von Gegenständen, bei allen Handlungen helfen lassen, wenn auch nur für kurze Zeit, da die Konzentration nachlässt.

Falls Pflegende zu Hause Mühe mit Bewegung haben, können Hilfen z. B. Besuchsdienste angefordert werden. ☞ *. *(Kap. 5. Phase 5. 12)

Die Gemeinden, Stadtverwaltungen oder Wohlfahrtsverbände vor Ort geben Auskunft über geschulte Helfer.

Physiotherapie und Ergotherapie

Um die Beweglichkeit gezielt solange wie möglich zu erhalten, machen Physiotherapie und Ergotherapie sinnvoll. Die Diagnose Morbus Alzheimer oder Lewy-Körper-Demenz wird von Krankenkassen als Indikator nicht anerkannt. Wichtig sind hierzu eine Verordnung für eine Heilbehandlung nach den Heilmittel-Richtlinien, eine Leitsymptomatik, z. B. »Muskuläre

Verspannung« oder »Zentrale Bewegungsstörungen«, »LWS-Syndrom« oder »WS-Syndrom«; außerdem muss eine Zieldefinition angegeben sein. Hausbesuche sind für ältere Menschen angenehmer. Im Heimbereich haben sich Hausbesuche der Physiotherapeuten in den letzten Jahren gut etabliert. Seit ca. zwei Jahren ist ambulante Reha zu Hause und im Heimbereich immer mehr fester Bestandteil der zusätzlichen Unterstützung für die Betroffenen festzustellen. Im Hinblick auf den Expertenstandard Mobilität fördern (noch nicht erschienen) ist es ratsam, dass die WBL oder Leitung der gerontopsychiatrischen Abteilung sich mit externen Therapeuten austauscht und gemeinsam einen Therapieplan für den Bewohner erstellt.

(Bewegen ist Leben, M. Hammerla, Schlütersche Verlagsgesellschaft 2016)
(# Kolb M. Theramed Staffelstein#.)

Im Heimbereich:

Im Rahmen der Bezugspflege kennen Pflegende ihre Bewohner und können diese, sofern es die Arbeit zulässt, mitnehmen zu allen Arbeiten. Der Gang in das Wäschelager, die Entsorgung des Mülls, der Transfer zu den Gruppenstunden, das Holen und Wegbringen des Speisewagens, nicht zu vergessen der Gang zum Essenraum sind solche Bewegungen innerhalb des Hauses. Wenn möglich keinen Lift benutzen, alle Bewegungen sind für den Körper gut, solange keine körperlichen Schäden vorliegen. Bei unruhigen Bewohnern hat sich das Mitnehmen beruhigend bewährt. Auf gutes Schuhwerk achten.

4.3   Vitale Funktionen

- Auf Reaktionen wie Schläfrigkeit nach dem Essen, erschwertes Atmen nach Gehtraining achten.
- Wärme- und Kältegefühl können verloren gehen.

- Die Medikamente dosieren und die Einnahme genau überwachen.
- Falls Betroffene noch alleine leben, helfen hier ambulante Dienste.
- Die regelmäßige Einnahme der richtigen Medikamente ist wichtig, um eine optimale Wirkung zu erzielen.
- Bei neuen Medikamenten immer genaues Beobachten des Betroffenen.

4.4   Sich pflegen

Bei der Unterstützung der Körperpflege wird von Pflegenden Widerstand beschrieben. (☞ *. *Kap. 3. Phase 3. 4.)

Auf selbständiges rasieren oder frisieren, abtrocknen, eincremen achten und loben.

Verbrühungen in der Dusche oder beim Baden vermeiden, z. B. durch Temperatureinstellung des Heizkessels durch einen Monteur.

Tipp:
- Friseurtermine bei Frauen möglichst beibehalten, später, wenn Besuch nicht mehr möglich ist, Friseur kommen lassen. Angehörige beschreiben sichtliche Zufriedenheit und Stolz bei Loben der chicen Frisur.
- Zum Kämmen einen Frisierumhang umlegen, dies ist der Impuls für Kämmen oder Haare eindrehen.
- Für die Nagelpflege sind regelmäßige Termine mit Fußpflegekräften sinnvoll. Weibliche Patienten mögen gerne lackierte Fingernägel (*#Handbuch der Betreuung und Pflege von Alzheimer-Patienten, Kurz, 1999#*)
- Zum Fingernägel schneiden geeigneten Zeitpunkt abwarten. Vielleicht mit Ablenkung: »Darf ich mich ein bisschen zu dir setzen, »Was hast du für ein schönes Zimmer«, dann abwarten. Weiter: »Was hast du für lange Fingernägel, richtige Krallen, komm ich

schneide sie jetzt schön kurz. « Wieder abwarten. Bei Abwehr später nochmals versuchen.

- Bei allen selbständigen Pflegehandlungen der Betroffenen sollte darauf geachtet werden, dass sich der Betroffene nicht im Bad einschließen kann. Bei Stürzen oder anderen Unzulänglichkeiten, die das Verlassen des Badezimmers verhindern, muss der Betroffene Hilfe von außen erhalten. Um andere Familienangehörige darauf hinzuweisen, dass das Bad frei bzw. besetzt ist, kann ein Hinweisschild an der Türklinke nützlich sein. (*#Handbuch der Betreuung und Pflege von Alzheimer-Patienten# kurz 1999*)

☞ *. *(Kap. 4. Phase 4. 11.)

Tipp: Die vorbereitete frische Wäsche im Schlafzimmer zurechtlegen.
Nach der Grundpflege wirkt oft:»Die Kleidung können Sie nochmals anziehen«

Früher wurde keine Wäsche »verschwendet«, beim Verlassen des Schlafzimmers Wäsche entsorgen, hochgehängte Wäschesäcke fallen nicht auf. Die vorbereitete, frische, ähnliche Wäsche im Schlafzimmer benutzen.

4. 5   Essen und trinken

Das Sättigungsgefühl wird oft nicht mehr wahrgenommen. Betroffene essen immerzu. Hier Röcke oder Hosen mit Gummizug besorgen, keine engen Blusen.

Bei Gewichtsabnahme Zähne kontrollieren, Lieblingsspeisen anbieten, Speisen müssen bekannt sein.

Trinken immer anbieten. Lieblingsgetränke überall bereitstellen (ein Glas Saft, Tee, Milch usw.).

Die Essenseinnahme zu einem festen Ritual machen, den zu Betreuenden nicht alleine essen lassen, immer wieder ermutigen, Lieblingsspeise und Lieblingsgetränke anbieten.

Bei der Nahrungsaufnahme beobachten, ob der Umgang mit Messer und Gabel noch gekonnt wird. Bereitet es Schwierigkeiten, mit Messer und Gabel zu essen, kann Vorgang vereinfacht werden. Das Vorlegen eines Löffels und eines Teelöffels reichen aus.

Lebt der demente Mensch noch alleine, sollte das Essen portioniert gereicht werden.

Essen auf Rädern kann noch hilfreich sein, dem Fahrer aber genaue Anweisung geben. Bei einem knappen Zeitplan sind Fahrer mit dem Wunsch der Angehörigen, zu kontrollieren, ob die Nahrung verzehrt wurde, vielleicht überfordert. Hier Nachbarn oder Besuchsdienste fragen. ☞ *. *(Kap. 4 – Phase 4/12.) Die Nahrungsaufnahme ist wichtig. Wenn keine Kontrolle erfolgt, landet das Essen zum Teil komplett im Schrank, im Ofen oder in der Mülltonne.

- Immer zu einer bestimmten Zeit bringen. Alle drei Hauptmahlzeiten sollten überwacht werden.
- In die Wohnung stellen
- Speisen öffnen und guten Appetit wünschen
- Nachfragen, ob der Betroffene auch aufisst und dies kontrollieren
- Von Pflegenden wird berichtet, dass die zu Betreuenden Essen horten und verstecken. Hier bitte diskrete Entsorgung der versteckten Lebensmittel, bitte keine Bloßstellung wegen dieser Handlung.
- Täglich früh, mittags und abends Portionen abgeben, zu viel Essen auf einmal wird auch aufgegessen.

Vorsicht bei Dialysepatienten und Herzinsuffizienzpatienten Trinkmengenbeschränkung beachten. Ärztliche Verordnung.

Im Heimbereich:

Im Pflegeheim haben sich Essensgruppen bewährt. Hier muss bekannt sein, dass z. B. bei Frühstücksbuffet Marmeladentöpfchen stehen, Butter sollte auf kleinen Tellerchen liegen, Brot im Körbchen. Kleine portionierte Butter-, Käse-, Marmeladenbehälter aus Plastik gab es früher nicht, werden nicht erkannt, außerdem sind sie schlecht zu öffnen. Eine Pflege- oder Betreuungskraft sollte immer mit am Tisch sitzen, um Hilfe zu geben. Bei Entscheidungsschwierigkeiten kann Brot schon mit Butter geschmiert auf den Teller gelegt werden, dann erst Wurst, später Käse zum Belegen anbieten. Nacheinander höchstens zwei Nahrungsmittel anbieten, sonst überfordert es den Betroffenen.

Trinken immer anbieten, in der Gruppe trinken Bewohner immer mit: »Prost die Damen. «

Zuprosten hilft meistens.

Im Speisesaal hat sich ein »Alibikaffee« bewährt. Zu Dienstbeginn setzt die Pflege- oder Betreuungskraft Kaffee frisch auf. Der Duft wirkt positiv bei den alten Herrschaften.

Die Milieugestaltung sollte in den Heimen immer mit aufgenommen werden. Dazu gehören Schürzen für die Damen, Tischdecken, Porzellan von zuhause. Diese biographischen Erkennungsmerkmale tragen zum Wohlbefinden der Bewohner bei.

4. 6   Ausscheiden

Die Pflegenden beobachten hier gelegentliches Einnässen der Hosen. Die zu Betreuenden leugnen vehement, verstecken oder waschen »die Handwäsche« und hängen Wäsche über Heizung.

Durch die Gabe bestimmter Medikamente können Inkontinenz entstehen (Schlafmittel, Neuroleptika). Hausärzte und Neurologen können helfen, informieren und gegebenenfalls ein anders Mittel geben.

Bequeme leicht ausziehbare Kleidung ☞ *. *(Kap. 4. Phase 4. 7)

Bitte keine Vorhaltungen, keine Beschimpfungen, es ist dem Betroffenen ohnehin peinlich. Körperliche Missempfindungen durch nasse Kleidung im Intimbereich, Windeln oder dicke Vorlagen stören beim Gehen (Einmalinkontinezhöschen). Für Angehörige ist die Entdeckung der Inkontinenz ein großer Schock. Oft völlig sind Angehörige hilflos und überfordert mit dieser peinlichen Situation. Inkontinenz wird wenig besprochen, ist schambesetzt. Angehörige, die Ekel empfinden, dürfen es sich eingestehen. Hier sind dringend Hilfen von außen wichtig, da sonst aus Überforderung Abwehr gegen den Betroffenen entstehen kann. ☞ *. *(Kap. 5. Phase 4. 12. Information an den Hausarzt oder an Selbsthilfegruppen)

Tipp:
- Vor jeder Aktivität und jedem Spaziergang einen Toilettengang anbieten, mit dem Hinweis »Ich gehe auch schnell noch mal«.
- Nach den Mahlzeiten auf die Toilette hinweisen.
- Mit einem Piktogramm oder Buchstaben ganz groß die Toilette kennzeichnen.
- Kleidung sollte leicht herunterzuziehen sein.
- Toilettensitzerhöhung und Haltegriff
- Einmalinkontinenzhöschen aus Zellstoff haben sich bewährt
- Nachts leichtes Licht oder einen Bewegungsmelder in der Steckdose, um Toilette zu finden.

Falls komplettes Umkleiden nötig, immer Ersatzwäsche und Inkontinenzartikel, Einmalhandschuhe und Einmalwaschlappen bereitlegen. Ruhe und Geduld bewahren.

Im Heim

Beim Erstellen der Pflegeanamnese nach Gewohnheiten der Stuhlentleerung (welche Uhrzeiten, früh nach der Tasse Kaffee usw.) fragen.

Gleich nach dem Einzug einen Nachtstuhl an das Bett stellen, ein Nachtlicht sollte brennen.

Für Neueinzüge die Information an die Nachtschwester geben, den Toilettengang einzuüben.

Gerade nachts sind demente Menschen völlig hilflos, der Gang zur Toilette ist von zu Hause noch motorisch gesteuert. In einer fremden Umgebung und schlaftrunken wird der einprogrammierte Weg von zu Hause gegangen und das könnte eine Zimmerecke oder ein Papierkorb sein.

4. 7 Sich kleiden

Die Kleiderwahl kann hier Probleme bereiten. Kleidung vorbereitet aufeinander gestapelt hinlegen. Erst Kleid/Hemd/Bluse, Unterhemd, Büstenhalter. Darauf Hose, Strumpfhose/Socken, Hüftgürtel, Sturzhose, Einmalinkontinenzhose.

Zieht sich der Betroffene noch alleine an, kann es vorkommen, dass die Unterwäsche vergessen wird. In der Nähe bleiben und ggf. Hilfestellung geben, so diskret wie möglich. Kein Maßregeln, da Defizite dem Betroffenen selbst peinlich sind. Beruhigen, wenn etwas nicht gleich gelingt. Den Betroffenen Kleidung nach und nach anziehen lassen, beginnend mit Inkontinenzhose, Sturzhose, Hüftgürtel, Strumpfhose/Socken, Hose und Schuhe. Danach setzen lassen. Dann die Oberbekleidung vom Stapel Büstenhalter, Unterhemd, Kleid/Hemd/Bluse nacheinander reichen und möglichst alleine anziehen lassen.

Auf korrekte Kleidung achten (Sauberkeit)
Ähnliche Kleidung beschaffen, damit fällt der Wechsel leichter. Menschen mit Demenz haben Vorlieben für bestimmte Kleider.

Um weitgehende Selbständigkeit des Betroffenen zu erhalten, empfiehlt es sich, Schuhe zum Hineinschlüpfen zu besorgen. Bequeme Schlupfhosen mit Gummibund; werden gerne Blusen und Hemden getragen, eignen sich

Poloshirts, die nur Zierknöpfe enthalten und dehnbar sind. Büstenhalter gibt es zum Überziehen. Sturzhosen werden als Hüftgürtel wegen Figurformung akzeptiert. Bei dringendem Urindrang Kleidung wählen, die sich schnell herunterziehen lässt. Ideal sind Schlupfhosen, Klettverschlüsse, keine beengenden Kleider wählen.

4. 8   Ruhen und schlafen

Tagsüber auf Aktion und Beschäftigung achten. Mittags nur eine kleine Pause, ein zu langer Mittagsschlaf kann sich nachts fatal auswirken.

In Tagespflegen wird Tag mit Aktionen gut strukturiert. Durch gezielte Beschäftigung und kurze Pausen haben Demenzkranke einen »aktiven Tag.«

Ein Kaffee schadet nicht, oft hebt er auch vor dem Zubettgehen den Blutdruck auf ein normales Level und Schlaf stellt sich ein.

Die bekannten Einschlafrituale beibehalten. Wurde gelesen, vielleicht vorlesen. Schlummerlicht, wenn es gewohnt ist. Ein Nachtgebet, auch aus Kindertagen, kann gut tun.

4. 9   Sich beschäftigen und Tagesstruktur

Aktivitäten bringen Struktur in den Tag.

Im häuslichen Bereich ist der demente Mensch sehr bemüht, zu helfen. Alle Arbeiten können noch verrichtet werden, wenn auch langsam und sehr unkonzentriert, die Fähigkeit, eine Aufgabe durchzuführen, verschwimmt.

Das Nachlassen des Gedächtnisses, das Verlieren der Fähigkeiten, Handlungen auszuführen, macht den Betroffenen oft wütend oder hilflos. Immer wieder ermutigen, selbst für die kleinsten Erfolge, die erzielt werden. Dies bringt dem Kranken hohe Motivation. Die restliche Selbständigkeit so lange wie möglich aufrecht erhalten.

Frauen räumen gerne Wäschefächer im Kleiderschrank ein und aus. Kruscheln herum und haben zu tun.

Aktivitäten zwischen den Mahlzeiten in aller Ruhe planen, als Dauer für eine Aktionseinheit haben sich 30 bis 40 Minuten bewährt.

Je nach Konzentration und Neigung sind alle Arbeiten wie

- Gemüse putzen
- Staub wischen
- Abwaschen, abtrocknen
- Auskehren
- Wäsche legen (Handtücher, Geschirrtücher)
- Wäsche einfache Teile bügeln
- Wolle wickeln
- Silber blank putzen
- Gartenarbeiten (Hochbeete)
  - Jäten
  - Rechen
  - Unkraut zupfen
  - Blumen pflücken
- Wer mit dem Bau zu tun hatte, schaut sich gerne Baustellen an
- Briefträger waren laufen und Postaustragen gewöhnt
- Frauen lieben es, ihren Schrank zu ordnen, Unterwäsche, Strümpfe, Kleider einzusortieren, Handtücher einzuschichten, Schuhe zu putzen

Hier gilt, nicht das Ergebnis zählt. Auch die Zeit soll keine Rolle spielen. Gut ist, dass eine noch sinnvolle bekannte Tätigkeit verrichtet wird. Zwischendurch immer wieder loben. Anerkennung tut gut, den Pflegenden und den zu Betreuenden.

Lebt der Betroffene noch alleine, werden jetzt Fernsehsendungen zunehmend belastend. Kriegsberichte in den Nachrichten werden als eigene Realität wahrgenommen, starke Angstgefühle können durch erlebte Flucht etc. entstehen.

Gartenbereich

Die Gestaltung der wohnungszugeordneten Gartenflächen ist auf die bestehenden Fähigkeiten und Defizite abzustimmen. Wegen des nachlassenden Orientierungsvermögens der Erkrankten ist ein Abschluss des Gartens, der ein eigenständiges Verlassen verhindert, nötig. Diese Umgrenzung sollte jedoch vom Garteninneren z. B. durch Vorpflanzung möglichst wenig erkennbar sein. *(# Roos KH. Aufzeichnungen zur Gartengestaltung bei Demenzerkrankung#)* ☞ *. *(Kap. 2 Phase 2. 9.)

Im Heimbereich

Auf Kleingruppen mit 3-7 Bewohnern ist zu achten. Persönliches Abholen aus dem Zimmer regelmäßig täglich zur gleichen Zeit, erklären was, wo stattfindet. Eine persönliche Einladung wird gerne angenommen.

Beispiel:
»Guten Morgen Frau Frohgemut, darf ich Sie zur Morgenrunde einladen. Ihr Platz steht schon bereit. « Die Reaktion abwarten, bei einer Zusage mit dem Bewohner gemeinsam zur Aktivität gehen.
Biographische Kenntnisse vor Vorlieben in der Musik sind den Angehörigen gut bekannt. Falls keine Auskunft möglich, auf Reaktion der Bewohner achten. Bei Mitsingen und schunkeln sind Lieder und Musik bekannt.

Musik:

- Musik ist im Bereich der Demenzbetreuung ein fördernder, tröstender und aktivierender Bereich
- Musik erleichtert die Kontaktaufnahme zum Menschen mit Demenz
- Musik erschließt die Gefühlswelt positiv
- Musik kann unruhige Erkrankte beruhigen
- Musik kann heiter und fröhlich stimmen
- Musik wirkt sich positiv auf den Kreislauf, den Puls aus
- Musik in der Gruppe vermittelt das Gefühl der Geborgenheit, Schutz und Freude in der Gemeinschaft

(#Mensch sein – Mensch bleiben. Sträßer E. 1997#)

Musik und Singen greifen gut und können über 20 bis 30 Minuten eingesetzt werden. Motorik ist noch gut vorhanden, allerdings können keine komplizierten Übungen wie Sitztänze mit mehreren Handlungsschritte nachvollzogen werden. Hier ist eine gerontopsychiatrische Fachkraft mit einer Ausbildung für Sitztanz bei kognitiv eingeschränkten Menschen nötig. Ganz einfache Handlungsschritte, die jeden Tag neu geübt werden, sind hier wichtig. Hier wie im häuslichen Pflegebereich ist die Schaffung einer freundlichen, wertschätzenden Atmosphäre eine wichtige Voraussetzung zum Wohlfühlen. Die Sprechweise ist hier auch sehr langsam und kurz. ☞ *. *(Kap 4. Phase. 4. 1.)

Musik in der Einzelbetreuung:

In der Einzelbetreuung ist die Musikauswahl durch die Biographie bekannt. Je nach Tagesform wird die Länge der Musikdarbietung gestaltet. Lieder werden jahreszeitlich gewählt. CD-Player und die CD lassen sich gut von Bett zu Bett transportieren. Bewährt haben sich CDs mit Instrument und Singstimme. *(#CD v. Tageszentrum am Geierberg#)*

Malen:

Malen ist für Menschen mit Demenz eine angenehme Tätigkeit – das Malen sollte von einer Fachkraft mit Zusatzausbildung »Malen mit Menschen mit Demenz« angeleitet und ausgeübt werden. Der Umgang mit Farbe sollte weitgehend aus eigenem Impuls geschehen, geeignete Vorgaben zur Umsetzung und keine starren Regeln z. B. Bildfelder ausmalen lassen.

Mit viel Zeit und Geduld können Demente noch sehr konzentriert und entspannt mit Freude malen.

Alle Außenreize sind wegen der starken Konzentrationsschwäche zu minimieren. Kleingruppen sollten in geschlossenen Räumen stattfinden, Glastüren lenken zu stark ab.

Im Raum selbst eine Reizüberflutung vermeiden.

Das Wir-Gefühl wird durch regelmäßiges Singen und Alltagshandlungen gefördert, diese steigern das Wohlbefinden der Bewohner. Bezugspersonen, die positiv verstärken, tragen dazu bei, dass die Bewohner sich bei allen Aktivitäten geborgen fühlen.

Bei Anzeichen von nachlassender Konzentration eine Pause machen, warten.

Nicht alle Bewohner lassen sich zum Gruppentreffen einladen. Läufer laufen lassen, oft suchen sie sich eigene Plätze, auf denen sie ruhen oder schauen oder Freundinnen treffen. Markante gemütliche Sitzecken sind sehr beliebt. ☞ *. *(Kap4. Phase 4. 13)

Jahreszeitliche Dekoration

Jahreszeitliche Dekoration, die monatlich wechselt, ist zu empfehlen, um grobe Orientierung zu geben.

- Januar: Schneebälle und Schneemänner
- Februar: einfache Faschingsmasken, Luftschlangen
- März: Frühlingsblumen, Kalenderbilder laminieren
- April: Osterdekoration, Motive alter Osterpostkarten (DIN A5 oder DIN A4)

- Mai: Herzen und Maiglöckchen, Maikäfer
- Juni: Sommerblumen, Kirschen, Erdbeeren aus Papier
- Juli: Kornblumen, Mohnblumen, alle Getreidesorten
- August: Sonnenblumen überall
- September: Äpfel, Birnen, Hagebutten, Quitten
- Oktober: Weinlaub und Weintrauben (Kunsttrauben wegen Gefahr des Essens hoch hängen), gepresste Blätter in DIN-A4-Folien laminieren und an den Fensterscheiben befestigen
- November: Drachen, Bilder (DIN A5/DIN A4) von Grabsteinen des bekannten Friedhofes, im November wurden Gräber gepflegt (Halloween gab es vor 40 Jahren nicht)
- Dezember: rote und goldene Sternen oder einfache Strohsterne, Tannengestecke *(# Hammerla M. Dekoration 2003#)*

Alle Symbole für die Monate können auch an Glastüren geklebt werden, Menschen mit Demenz können sie lange deuten.

Bei allen Dekorationen ist die Zeit von 1945 bis 1955 zu bedenken, zu moderne Dekorationen sind Menschen mit Demenz fremd.

> **Keine Reißzwecken verwenden, könnten gegessen werden, Tesafilm verwenden. ☞ *. *(Kap. 6. Phase 6. 11.)**

Erwin Böhm schreibt in seinem Buch »Verwirrt nicht die Verwirrten« unter anderem: »Wir müssen akzeptieren, dass alte Dinge den Menschen ans Herz gewachsen sind. «

Christian Morgenstern schrieb ein Gedicht auf ein solch geliebtes Gerümpel, es beginnt »Hört mein Wecker ist gestorben. «

Ich meine damit, dass wir in die Familientherapie, in die Milieutherapie das alte Gerümpel mit aufnehmen sollten, wir sollten den Verwandten klar machen, dass bei Übersiedlung in Altersheime oder bei allfälligen Entrümpelungsaktionen durch die Jungen, alte Kästen, Reindln ect. möglichst mitgenommen beziehungsweise aufbewahrt werden sollten. Erstens besitzt das alte Zeug einen hohen Erinnerungswert, jedes Ding ist erfüllt mit Leben der Mutter bis an den Rand und kann so die Erinnerung besser aufleben lassen, als ein Bild der Mutter in der Schublade und zweitens hebt es das Selbstwertgefühl. « (#*Verwirrt nicht die Verwirrten#* Böhm, E. 1989)

> Bei allen Aktivierungen unbedingt Stresssituationen vermeiden. Keine Quizfragen, diese können an die Schulsituation früher erinnern. (☞ *. *Kap. 2. Phase 2. 9.) Gedächtnistraining darf nur von ausgebildeten Gedächtnistrainern durchgeführt werden. Neue Lerninhalte werden nicht mehr gespeichert, deshalb ist Erinnerungsarbeit, die das Langzeitgedächtnis anregt, hier besser.

4. 10 Sich als Mann /Frau fühlen und verhalten

Pflegende beschreiben größte Belastungen wegen der Verhaltensauffälligkeiten, die ständigen Vorwürfe, Beschuldigungen die der demente Mensch erhebt, werden genannt. Hier beginnen die Spannungen, denn die Angehörigen erklären, stellen klar, der demente Mensch glaubt es nicht, er ist im Frühstadium seiner Krankheit und hat seine eigene Wahrheit. Die Schwierigkeiten kehren immer wieder. Es entsteht ein starkes Spannungsfeld zwischen Verantwortung und Bevormundung. Herausforderndes Verhalten wird oft beschrieben. Angehörige sollten auf sich achten, bei Anschuldigungen notfalls die Wohnung verlassen; bis 100 zählen und neu Kontakt aufnehmen.
#Handbuch der Betr. und Pflege v. Alzheimerpatienten. A. Kurz, 1999 S. 49#

Ein verbreitetes Phänomen bei Demenzerkrankungen sind Sinnestäuschungen oder wahnhafte Verkennung. Vertraute Personen werden als verkleidete Fremde gesehen, es werden Gegenstände vermisst. Vorwürfe auf sich beziehen hat keinen Zweck, da es sich um Krankheitssymptome handelt.

Häufige Gründe für Einweisungen in gerontopsychiatrische Fachabteilungen werden nötig, wenn Pflegende im Alltag mit folgenden Problemen konfrontiert werden:

- Zunehmende Unfähigkeit bei der Nahrungs- und Flüssigkeitsaufnahme, Wahnvorstellungen, Personen werden gesehen, die eine Bedrohung für den Betroffenen darstellen.
- Unverträglichkeit bei Medikamenten, Wechselwirkungen, dies kann zu einer schnellen körperlichen Verschlechterung führen, Angehörige beschreiben rapide Verschlechterung durch schnell verlernte Fähigkeiten.
- Angehörige haben längere Zeit keinen normalen Tag-Nacht-Rhythmus mehr, weil der Betroffene tagsüber schläft und nachts herumgeistert oder das Haus verlassen will. ☞ *. *(Kap. 5 Phase 5. 11)
- Angehörige werden nicht mehr erkannt, verbal oder nonverbal abgelehnt.
- Detaillierte Schilderung an den Haus- und Facharzt geben, um richtige Klinik zur Medikamenteneinstellung zu finden. *(#Demenzen in Theorie und Praxis#Förstl, 2001)*

Mögliche Hilfen

In dieser Phase sollten Angehörige Hilfe in Anspruch nehmen.

Hilfen bieten:

- Selbsthilfegruppen für Pflegende Angehörige mit dementen Angehörigen
- Tagespflegen
- Kurzzeitpflegen
- Alle Beratungsbüros in Städten und am Land
- Sozialstationen
- Wohlfahrtsverbände
- Alzheimer Verband s. Anhang (Alzheimer Telefon bundesweit 01803/171017)
- Kirchliche Beratungsstellen

• Sozialverbände

Sexuelles Verhalten

In einer bestimmten Phase der Demenz kann es zu einem veränderten Verhalten im sexuellen Bereich kommen. Die Gründe sind sehr unterschiedlich, sie müssen nicht rein sexuellen Ursprunges sein, so können der Wunsch nach Nähe, ein körperliches Wohl- oder Missempfinden, ein Verkennen der Person die Ursachen sein. (Vater sieht in der Tochter seine junge Frau, Mutter erkennt in ihrem Sohn den jungen Ehemann). Entblößt sich der Betroffene unangemessen oder befriedigt er sich öffentlich, ist Ruhe zu bewahren. Der Kranke will niemand schockieren, sondern kommt einem eigenen Impuls nach, der ein Wunsch nach Nähe, einem guten Körpergefühl, ein Zuwendungsmangel sein kann. Bei enthemmter Sexualität, Selbstbefriedigung dafür sorgen, dass der Betroffene nicht allen Blicken (Terrasse Nachbarn, Bushaltestelle) ausgesetzt ist. Abschirmen, ablenken, so sanft wie möglich, um keine Überreaktion zu provozieren. Pflegende müssen sich immer darüber im Klaren sein, das die Enthemmung ein Symptom der Krankheit ist, Normen, die verloren gehen, lassen den Betroffenen einfach seinen Empfindungen nachgehen, die er gerade verspürt. *(#Die Pflege verwirrter alter Menschen#Grond, 2003)*

In der Partnerschaft im sexuellen Bereich finden sich hier unterschiedliche Beschreibungen von Ehepartnern. Von drängenden Forderungen bis zum Vergessen der sexuellen Wünsche wird alles beschrieben. *#Handbuch der Betr. Und Pflege v. Alzheimer-Patienten. A. Kurz, 1999#*

Dem Gefühl nach Zärtlichkeit oder Ankuscheln kann nachgegeben werden, wenn dies für die Pflegenden angenehm empfunden wird. Sollte körperliche Nähe unangenehm erlebt werden, ist es sinnvoll, sich einen anderen bequemen Schlafplatz einzurichten. Mit der Problematik auseinandersetzen, ab einem bestimmten Zeitpunkt erkennt der Partner den Ehepartner nicht mehr.

Beispiel: Die betroffene Ehefrau fragte den Ehemann jeden Abend entrüstet und lautstark im Schlafzimmer: »Was wollen Sie hier, verschwinden Sie.« Der Ehemann war völlig hilflos. Im Gesprächskreis mit den Pflegenden Angehörigen wurde das Thema erörtert. Ähnliche Situationen wurden besprochen. Für den Ehemann war ein anderer Schlafplatz die Lösung. Tagsüber gab es keine Schwierigkeiten.

Angehörige gehen eventuell eine andere sexuelle Beziehung ein, wenn sie dies moralisch oder religiös nicht verwerflich finden. Diese Fragen können mit einer professionellen Beratung erörtert werden, Pflegende haben viel Schuldgefühle und schämen sich ihrer Gefühle, dazu besteht kein Grund, krankheitsbedingte Veränderungen treten in Phasen auf, sie können nicht verhindert werden, nur akzeptiert.

Im Heim:

Mitteilen der neuen Adresse nach Umzug in das Heim an Freunde und Verwandte ist für den Betroffenen noch sinnvoll. Post von Freunden und Verwandten erfreut, solange Briefe und Geschriebenes noch verstanden werden.

Pflegende im Heim sind für Menschen mit Demenz jetzt auch Bezugspersonen. Die Betroffenen laufen den Pflegenden nach, wollen immer dabei sein. Wann immer es die Arbeit zulässt, können Bewohner sich bei den Pflegenden verweilen. Sie können dabeisitzen, etwas ausschneiden, je nach persönlicher Ressource, sie können eine Tasse Kaffee trinken, wenn die Pflegekraft die Dokumentation schreibt. Solange Betroffene nicht alleine sind und die Nähe und Geborgenheit spüren sind sie ohne Angst. Im Stationsablauf ist es nur phasenweise möglich, die Betroffenen mitzunehmen. Endet die Arbeitszeit, kann der Betroffene persönlich an die Pflegekraft für den Abenddienst übergeben werden, z. B. mit den Worten: »Schauen Sie, hier ist meine Freundin, sie ist auch lieb, sie ist jetzt bei Ihnen«. Beim Verabschieden verbal und nonverbal in den Arm nehmen, wenn dies gewünscht wird. Der Abschied ist für den Betroffenen immer schwer. Zeitgefühl gibt es nicht. Jeden Tag entstehen Freude bei der Begrüßung und jeden Abend Trauer beim Abschied. Vielen Pflegekräften ist die Nähe unangenehm, hier greifen Fortbildungen, weil Pflegende sich auf Demenzkranke einstellen müssen, Betroffene können es nicht mehr. Nur das Jetzt und Hier kann vom Betroffenen erlebt werden, dessen müssen sich alle bewusst sein. Dabeisein und dazugehören sind Grundbedürfnisse eines jeden Menschen. Wenn Zeit und Orientierung verschwimmen, sind Menschen, die liebevoll mit dem Betroffenen reden, sie in den Arm nehmen, wenn dieser Wunsch signalisiert wird, seine Heimat.

4. 11 Für eine sichere Umgebung sorgen

Innere Unruhe lässt den Betroffenen herumwandern. Die Gefahr des Weglaufens und des Sturzes besteht. Ermahnungen haben keinen Sinn, weil diese sofort wieder vergessen sind.

- Die Wohnung hell ausleuchten (blendungsfrei) und ohne Stolperfallen bedeutet Sicherheit.
- Auf gute Ausleuchtung der Wohnräume achten 500 Lux # *(Fa. Bauer, 2003)#*
- Mit Pastelltönen lassen sich Menschen beruhigen.
- Helle freundliche Sitzplätze werden gerne aufgesucht.
- Dunkle Ecken werden vermieden, diese Tatsache kann im Eingangsbereich nützlich sein, wenn die Ausgangstüre mit einer dicken dunklen Decke verhängt ist. Es gibt auch die Möglichkeit, die Türe in der Wohnung wie die Wand zu streichen, diese fällt dem dementen Menschen nicht auf.
- Hängt ein Windspiel am Vorhang, hören Angehörige oder Pflegende, ob sich die betroffene Person entfernen will.
- Schuhe für draußen in den Schuhschrank, im Gang haben sie Aufforderungssignal
- Mantel und Hüte in die Garderobe

Bei Hinlauftendenz beachten:

- Informierte Nachbarn können sehr hilfreich sein, wenn sie um die Notwendigkeit des »Schauens« wissen.

- Informationen an Personen, die an bekannten Orten arbeiten, wie beispielsweise: Banken, Apotheken, Hausärzte, Zeitungshändler, Gemüsehändler, Friseur, bekannter Einkaufsladen, alle Orte die angelaufen werden könnten.
- Bei Wegbleiben über zwei Stunden in der kalten Jahreszeit ist eine Vermisstenanzeige an die Polizei zu melden. Diese kann zusätzlich die Leitstelle des Roten Kreuzes informieren, die Rettungshundestaffel mit zur Suche holen kann. Die Hunde sind auf »lebende Menschen suchen« trainiert. Dieser Einsatz ist flächendeckend und schnell möglich. Es besteht auch die Möglichkeit, einen sogenannten » Maintrailer« mit dem Geruch eines Kleidungsstückes der gesuchten Person auf die Fährte zu setzen. Dieser Suchhund ist auf spezielle Fährtensuche trainiert. *(#Dr. Anna Berninger, Waldburg#)*
  - Ein aktuelles Lichtbild und eine genaue Personenbeschreibung
  - Eingenähte Namen am Innenkragen der Kleidung bei der gesuchten Person
  - Informationen über frühere Aufenthaltsorte (Elternhäuser, frühere Arbeitsplätze, alte Wohnorte)
- Armbänder mit Telefonnummern anbringen (keine Adresse)
- Ein Mobiltelefon mit eingestellter Tastensperre kann durch Peilung zum Auffinden führen. Die Gefahr dabei besteht, dass der Demenzkranke das Handy vergisst oder verliert, weil er nicht weiß, was er damit soll.

Technische Hilfen:

Technische Hilfen für Demenzkranke gibt es bereits im Handel, allerdings noch wenig bekannt und die Finanzierung unterschiedlich geregelt

Der Einsatz von technischen Hilfsmitteln bei der Demenzbetreuung wirft rechtliche ethische Fragen auf. Hier herrschen große Unsicherheiten, da es noch keine systematischen Informationen gibt. Die Möglichkeit, auch mit Demenz ein Leben in Würde und Selbstbestimmung zu führen, sollte so weit wie möglich erhalten bleiben.

Bei allen Überwachungsmöglichkeiten ist zu klären, ob eine richterliche

Betreuung vorliegt, ist dies der Fall sind nach § 1901 Abs. 2 Satz 1 BGB die Angelegenheiten so zu regeln, wie es dem Wohl des Kranken entspricht. (☞ *. *Kap. 4 Phase 4. 11)

- Kommunikation
  - Drei-Tasten-Handy
  - Notfall-Handy
- Sanitär
  - Barrierefreie Badewannen mit Türen
  - Aquastopp, nach einer gewissen Wassermenge schaltet sich Gerät automatisch ab.
- Herdsicherung
  - Automatisches Abschaltungssystem für Elektroherde
  - Herdüberwachung
  - Rauchmelder
- Personenortung
  - Personenortungssysteme, z. . mit GPS-Ortung
  - Notfall-Handy mit Ortungsfunktion
- Weglauf-Sicherung
  - Ortungssystem mit zugeordnetem Bereich, bei dessen Verlassen ein Alarmruf erfolgt
- Notruf
  - Hausnotruf
  - Notfall-Handy, z. T. mit Ortungssystem
- Pflegebettenüberwachung
  - Lichtschrankensysteme, die bei Verlassen des Bettes Alarm auslösen
  - Sensormatten, reagieren auf Bewegung der Personen
  - Bewegungsmelder an Uhren
  - Akustische oder optische Bewegungsmelder
- Sonstiges
  - Rauchmeldeanlagen
  - Türöffnungssysteme
  - Klingelanlagen für Schwerhörige und Gehörlose
  - Aufzugsanlagen

◆ Bussysteme die alle zusammenhängend in einer Wohnung ge-
schaltet werden können. *(# Reha-Kliniken, Sanitätshäuser#)*
(# Technische Hilfsmittel für Demenzkranke, Deutsche Alzheimer Gesellschaft. #)

4. 12 Soziale Bereiche des Lebens sichern

Durch die Verhaltensauffälligkeiten bleiben Besucher jetzt oft fern. Die Isolation der Pflegenden setzt langsam ein und zermürbt mit der Zeit. Belastungen wie ständiges Denken, was wird wieder schief gehen, wenn ich weg bin,
oder wann kommt die nächste Schreckensmeldung, lassen den Angehörigen
unter Dauerstress stehen.

Organisiert und regelmäßig umgesetzt greifen hier niederschwellige Angebote zur Betreuung im häuslichen Umfeld durch Wohlfahrtsverbände,
Nachbarschaftshilfe, ehrenamtliche Besucherdienste, Kirchengemeinden,
die geschulte Personen die Wohnung kommen lassen.

Langsame Kontaktaufnahme rechtzeitig einleiten und wiederholen, damit
der Demenzkranke Gesicht und Stimme der Person kennt. Die Betreuungsperson muss mit persönlicher Biographie des Betroffenen vertraut gemacht
werden (Hobbies, Rufname, Beruf) und im Umgang mit Demenzkranken
geschult sein.

Tipp: Langsame Kontaktaufnahme mit Betroffenen rechtzeitig
einleiten, damit der Demenzkranke Gesicht und Stimme erkennen
kann. Die Betreuungsperson, die in die Wohnung kommt, muss
die Biographie des Betroffenen kennen (Rufname, Beruf, Hobby).
Fremde werden abgelehnt.

Wichtig sind regelmäßige Auszeiten für Pflegende:

- Zum regelmäßigen Kaffeeklatsch gehen
- Das Thermalbad besuchen
- Einen Bummel oder Spaziergang machen
- Einfach ein Buch lesen
- Persönliche Belange ordnen und erledigen
- Ein Besuch beim Angehörigentreffen (☞ *. * Kap. 3. Phase 3. 12).

Gastfamilien:
Chance für Jüngere und Unterstützung für Ältere
Ein Projekt, das aus dem Programm MORO (Daseinsvorsorge im Landkreis Coburg) entstand. Eine alternative Wohnform für Senioren und Familien und eine Initiative, um leerstehendem Wohnraum entgegen zu wirken und neuen barrierefreien Wohnraum zu schaffen. Jung und Alt leben unter einem Dach und beide Seiten profitieren gegenseitig voneinander.

Fachstelle für pflegende Angehörige (AWO Mehrgenerationen Haus Coburg)
Als Familie noch bedeutete, dass alle vom Opa bis zum Enkel unter einem Dach lebten, hatte die Sozialpolitik einige Probleme weniger. Generationen waren füreinander da und unterstützten sich im Alltag. Dieses System, das heute nur noch selten gelebt wird, war das Vorbild für das Projekt ZUSAMMEN LEBEN. Ein weiterer Gedanke ist, dem Leerstand der Häuser im Landkreis und Stadt Coburg entgegen zu wirken. Nicht zuletzt bietet ZUSAMMEN LEBEN eine weitere Chance für ältere Menschen möglichst lange in der gewohnten Umgebung zu bleiben und in einer familiären Atmosphäre versorgt zu werden, wenn sie Hilfe brauchen und ihre eigene Familie nicht vor Ort ist bzw. dieser Aufgabe nicht gewachsen ist. SeniorInnen haben so die Möglichkeit selbstbestimmt trotz Hilfebedürftigkeit zu leben. Ein Wunsch, der bei Beratungen und im Kontakt zu SeniorInnen den Mitarbeiterinnen im AWO – Mehr Generationen Haus in Coburg immer wieder vorgetragen wird und auch bei Seniorenbefragungen geäußert wird. Dabei steht nicht immer Hilfebedürftigkeit im Vordergrund, sondern häufig das Bedürfnis nach Sicherheit, das im Alter zunimmt. Rahmenbedingungen zu

schaffen, die älteren Menschen das Gefühl geben, dass jemand da ist, kann diese Sicherheit vermitteln.

Ausgehend von dieser Bedürfnislage ging das Team der Fachstelle für pflegende Angehörige im AWO–Mehr Generationen Haus hoch motiviert an diese Aufgabe heran, allerdings kostete es viel Energie und Geschick die Vorbehalte in der Bevölkerung und bei Fachpersonal im Bereich Pflege aufzulösen.

Das zukunftsweisende Wohnmodell ist in der Fachstelle für pflegende Angehörige fachkompetent organisiert und betreut und wird nachhaltig umgesetzt:

Während der Modellförderungsphase arbeiteten Verwaltungsangestellte und Fachgebietsleiter für Seniorenarbeit vom Landratsamt und die Sozial-pädagogin der Fachstelle für pflegende Angehörige (Kristin Herbst) Hand in Hand. Das Erstellen von rechtlich abgesicherten Verträgen, Öffentlich-keitsarbeit und Optimierung des Konzeptes in der konkreten Umsetzung erforderten etwas 1, 5 Jahre bis es zur ersten gelungenen Vermittlung kam. Der Qualitätszirkel mit namhaften Akteuren in der Altenhilfe vor Ort stand war in alle wichtigen Entscheidungen mit eingebunden und stand beratend zur Seite. Nach Ablauf der staatlichen Förderung erklärte sich der Landkreis Coburg bereit das Projekt noch für 6 Monate finanziell zu unterstützen. Danach wird die pädagogische Fachkraft über die Fachdienstpauschale, die die Teilnehmer an dem Projekt bezahlen finanziert.

ZUSAMMEN LEBEN wird in folgenden Varianten angeboten, wobei die erstgenannte die am häufigsten nachgefragte ist.

Variante 1: Familie (könnte auch Einzelperson sein) zieht zu SeniorIn und wohnt dort mietgünstig gegen Alltagsunterstützung

Beispiel aus der Praxis: Frau S. 92 Jahre, nimmt noch aktiv am Leben teil, lebt alleine in einem großen Haus, in dem die obere Wohnung leer steht. Sie wünscht sich Unterstützung im Alltag (Mithilfe bei der Gartenarbeit und Hausarbeit), aber vor allem wünscht sie sich, nicht mehr alleine im Haus zu sein und das immer mal jemand nach ihr schaut. Sie hat panische Angst davor zu stürzen und keine Hilfe zu bekommen. Frau L 63 Jahre hat sich getrennt und möchte sich im

sozialen Bereich engagieren und ist auf der Suche nach einer Wohnung. – Die Projektleiterin nimmt die Bedürfnisse und Erwartungen beider Frauen auf und organisiert Kennenlerntermine. Nach Abschluss eines Vorvertrages wird ein Probewohnen vereinbart. Das Zusammen Leben wird vom Fachdienst kontinuierlich betreut und er agiert als Ansprechpartner für alle Beteiligten.
In diesem Fall erfolgten in einem Zeitraum von August – Oktober 9 telefonische und 8 persönliche Kontakte und 6 gemeinsame Treffen.
Beide Frauen sagen heute über ihr zusammen leben:
»Wir profitieren beide von ZUSAMMEN LEBEN«

Variante 2: SeniorIn zieht zu Familie und lebt dort integriert in der Familie, er/sie zahlt für seine/ihre Unterkunft, Verpflegung und Betreuung bestimmte Pauschalen.

Beispiel: Frau K. mit Behinderung, deren Alltagsbewältigung immer schwieriger für sie wird, möchte gerne zu einer Familie ziehen, die sie im Alltag unterstützen.
Die Aufgabe des Fachdienstes ist es, eine Familie zu finden, die erstens die nötigen Räumlichkeiten haben, da das oder die Zimmer behindertengerecht sein müssen. Zweitens sollte die Familie zeitliche Ressourcen haben und flexibel in der Betreuung sein, da Frau K. nicht permanent auf Hilfe angewiesen ist, sondern nur dann, wenn sie Krankheitsschübe bekommt.
Der Betreuungsbedarf muss mit Frau K. und der Familie genau besprochen werden und hierbei unterstützt der Fachdienst moderierend.

Variante 3: Wohnen auf Zeit – SeniorIn kann zum Beispiel nach einem Klinik – Aufenthalt noch nicht alleine zurück in seine /ihre Wohnung/Haus.
SeniorInnen haben die Möglichkeit sich bei einer Familie zu erholen bis er/sie selbständig in seine /ihre Wohnung zurückkehren kann

Beispiel aus der Praxis: Herr W. wird nach einer Hüft – OP aus der

Klinik entlassen. Er fühlt sich trotz Behandlung noch nicht ganz sicher, will aber keinesfalls ins Heim. Er überbrückt die Zeit bis er sich wieder sicherer fühlt und sich zutraut, alleine zu Hause zurecht zu kommen bei einer Familie, die ihn zeitweise betreut. Dieses Ehepaar hatte sich gemeldet, da sie vorher ein Familienmitglied gepflegt hatten und weiterhin räumliche Möglichkeiten hatten, jemanden aufzunehmen. Durch ihre Erfahrung fühlten sie sich sicher bei der Betreuung und Pflege. An dieser Stelle ist es wichtig, dass die Mitarbeiterin des Fachdienstes gemeinsam mit allen Beteiligten abklärt, welche Hilfeleistungen von professionellen Kräften und welche vom Gastehepaar selbst übernommen werden soll. Selbstverständlich wird dies auch sauber dokumentiert und fließt in einen Betreuungsvertrag ein.

Variante 4: Tageweise Wohnen: Senior hat die Möglichkeit an festgelegten Tagen stundenweise bei einer Familie betreut zu werden.

Beispiel aus der Praxis: Seniorin M. ist leicht dement und wird von ihrer Tochter betreut. Um die sozialen Kontakte von der Mutter zu erhalten und zu ihrer eigenen Entlastung nutzen Mutter und Tochter die Möglichkeit, die Mutter am Dienstag und am Donnerstag bei einer Familie unterzubringen, die sie betreut.
Es werden Spaziergänge und Spiele gemacht, gemeinsam Kaffee getrunken mit Gesprächen und leichtem Gedächtnistraining. Die Seniorin hat in dieser Familie ihre festen Bezugspersonen und fühlt sich sehr wohl in deren Umfeld. Die Tochter hat an diesen Tagen die Möglichkeit, ihre Termine wahrzunehmen.
Landratsamt Coburg, Kristin Herbst und Daniel Göring 2013

Tagesstätten

Betroffene, die wenig Pflege und Betreuung benötigen, können Tagesstätten besuchen. Der Besuch ist nicht verpflichtend und oft kostenlos. Gemeinsame Unternehmungen sind häufig Angebote in Bewegung und Gestalten sowie gemeinsames Zusammensein in gemütlicher Runde. Es gibt Tagesstätten, die ein Frühstück und ein Mittagessen anbieten, gemeinnützige Vereine, Kommunen oder Wohlfahrtsverbände sind häufig Träger einer Tagesstätte. Fahrdienste sind nicht mit eingeschlossen.

Tagespflegen

Die Gäste der Tagespflege können regelmäßig von montags bis freitags von Fahrdiensten in die Tagespflege gebracht werden. Einzelne Tage können auch gebucht werden, wenn pflegende Angehörige nur tageweise Pausen wünschen. In Tagespflegen wird die Betreuung von Altenpflegerinnen geleistet. Regelmäßige Tagesstruktur durch ein gemeinsames Frühstück, Aktivitäten, Mittagessen, Nachmittagsprogramm und regelmäßige Toilettengänge sowie die Ruhe nach der Mahlzeit ist Standard. Das Personal ist auch für die Medikamentenabgabe zuständig. Leistungen im Bereich der Grundpflege (z. B. Vollbad) können in einer Tagespflege mit erbracht werden.

Widerstände werden von Angehörigen beschrieben, wenn der Vorschlag zum Schnuppertag für eine Tagespflege gemacht wird. Menschen mit Demenz wollen weder in das Altenheim noch »zu den Alten«. Ein gemeinsamer Besuch mit dem Vorwand, zur Therapiestunde zu gehen, klingt anders als der Gang zum Altenclub; unterstrichen wird das Ganze auf Empfehlung des Arztes (vor 50 Jahren war Hausärzte Respektspersonen).

Ambulante Pflegedienste

Tipps für fachgerechte Hilfen im häuslichen Bereich
* Gibt es kostenlose Informationsgespräche daheim
* Werden Leistungen, Finanzierungen und Kosten ausführlich und verständlich erklärt

- Sind schriftliche Informationen aussagekräftig über die Angebote des Pflegedienstes
- Ist der Pflegedienst 24 Stunden zu erreichen
- Gibt es regelmäßig Fortbildungen im Umgang mit Demenz
- Wird richtig dokumentiert
- Sind die Mitarbeiter examinierte Pflegekräfte
- Kommen außer bei Urlaub und Krankheit immer gleiche Pflegekräfte
- Kann sofort mit Pflege begonnen werden
- Gibt es Bezugspflege

Jede Neuerung, jede Veränderung verunsichert Menschen mit Demenz, Angehörige gewöhnen sich auch an eine Bezugsperson, die eine Vertrauensstellung einnimmt.
(#Seniorenratgeber # Nordmann 2007)

Nachtpflege wird sehr selten angenommen, vielleicht weil der Betroffene durch die gewohnte Umgebung am Abend doch zur Ruhe kommt. Eine Veränderung am Abend könnte noch mehr Unruhe hervorrufen.

4.13 Mit existenziellen Erfahrungen des Lebens umgehen

Menschen, die in eine Demenz gleiten, merken ihre Defizite, spüren Angst, diese wird auch immer wieder verbalisiert, z. B. : »Mein Kopf ist kaputt, ich werde blöde, ich werde verrückt, ich habe nichts mehr im Kopf. « Diese große Not wird von Menschen sehr lange immer wieder beschrieben. Angehörige sollten sich unbedingt mit Ärzten, Neurologen in Verbindung setzen, um eine Linderung der Not und Angst zu schaffen. ☞ *. *(Kap. 3 Phase 3. 3. Antidepressiva).

Die Orientierung verschwimmt, Orte und Zeiten verschwimmen. Der Betroffene findet sich in vertrauter Umgebung oft nicht mehr zurecht, hat vergessen, welche Zeit es ist, diese Erkenntnis ängstigt ihn. Solange Uhr oder andere Zeitmessungen (Eieruhr) erkannt werden, kann darauf verwiesen werden. Verschwindet die Fähigkeit, die Uhr zu erkennen, ist es hilfreich, den Betroffenen in den Tagesablauf voll mit einzubeziehen. So vergeht die Zeit, der Betroffene hat eine Aufgabe und Ablenkung, alle Vertröstungen nützen nicht, weil der Hinweis nach kurzer Zeit vergessen wird.

Pflegende Angehörige sollten, wenn keine Vorsorgevollmacht besteht, ein Betreuungsverfahren einleiten.

Ein Psychiater und Neurologe wird aus neurologischer Sicht eine Stellungnahme abgeben.

Das Gericht leitet ein Betreuungsverfahren ein, im Beschluss werden Gesundheitsfürsorge, Vermögen und Wohnungsangelegenheiten sowie die Entgegennahme der Post geregelt.

Tipp:
- Ab jetzt in Ruhe Heime anschauen.

Bauliche Voraussetzungen:

- Nicht zu große Häuser – 100 – 130 Bewohner oder mehr machen Kennen der Bewohner und der Mitarbeiter aus ganzheitlicher Sicht nicht möglich.
- Die Lage des Heimes ist für ältere Angehörige wichtig, gibt es eine Anbindung an öffentliche Verkehrsmittel.
- Gibt es im Haus Möglichkeiten, den Laufdrang auszuleben, ebenso wichtig ein Gartenteil in dem verweilt oder gelaufen werden kann.
- Der Gesamteindruck des Hauses spielt eine Rolle, wie sind die Räume innen ausgestattet, für demente Menschen spielen Helligkeit und Farben eine große Rolle.

- Sind in dem Haus Ecken und Nischen mit Sitzmöglichkeiten zu finden. Hier können soziale Kontakte geknüpft werden, sie können als Rückzugmöglichkeit dienen, Sitzecken mit Wohnzimmerstruktur werden gerne aufgesucht. Darauf achten, dass barrierefrei in alle Räume zu gelangen ist.
- Dunkle Gänge und Ecken verursachen bei Menschen mit Demenz Angst.
- Die Dekoration sollte klar und eindeutig sein. Jahreszeitliche Bilder. Dekoration (Rosen im Sommer, Engel und Sterne in der Adventszeit), keine Reizüberflutung der Augen.
- Akustisch ist bei der Begehung darauf zu achten, welche Musik zu hören ist. Popmusik auf den Gängen oder ein laufender Fernseher im Aufenthaltsraum sind negativ zu werten, diese Geräusche verursachen Stressgefühle bei Menschen mit Demenz. Positiv sind Walzermusik, Operetten, alte Schlager, dezent eingesetzt, nicht alles übertönend. Grundsätzlich ist Musik gezielt fachlich einzusetzen.
- Olfaktorische Eindrücke sind Kölnisch Wasser, Küchengerüche, frisch gebrühter Kaffee, Lavendelduft, eine Orange mit Nelken gespickt, diese Gerüche sind bekannt. Moderne Gerüche (Exotik XXX) sind den älteren Menschen unbekannt, außerdem muss auf immer häufiger werdende Duftstoffallergien hingewiesen werden. Fäkaliengeruch in Heimen ist abschreckend.
- Fragen, ob es eine Betreuung für demente Heimbewohner gibt. Sonderbereiche für schwer Demente, die einen Schutzraum benötigen; bei integrierter Betreuung kommt es sehr oft zu Übergriffen von Seiten der kognitiv »Gesunden«, die Demente maßregeln. (*#Demenzen Theorie und Praxis#Förstl, 2001#*)
- Im baulichen Bereich wurden spezielle Wohnformen weiterentwickelt. Diese Wohnformen sollen dem Betroffenen eine würdevolle Betreuung, eine fürsorgliche Versorgung, Geborgenheit und eine sanfte Förderung vermitteln. (3-Welten-Haus Sonnweid Schweiz, Silviahemmet(übersetzt Silvias Heim) ein Konzept aus Schweden.
- Einzelzimmer sind für Menschen mit Demenz optimal. Hier sollten vertraute Gegenstände von zu Hause zu finden sein. (Kuckucksuhr, selbstgestrickte Decken, der schützende Engel über dem

Bett, Sofakissen, ein vertrauter Ohrensessel. All diese vertrauten Dinge erzeugen Wohlbefinden. ☞ Kap. 4 Phase 4. 9.

- Die Außenanlagen sollten ein begehbarer Garten mit einem Rundlauf sein. Durch die mangelnde Orientierung sollte das Gelände geschlossen sein. Die Zäune mit Hecken kaschiert, lassen nicht den Eindruck entstehen, eingesperrt zu sein. Wegen der Wahrnehmungsstörungen bei Menschen mit Demenz sollten Konturen klar gesetzt sein und die Wege einheitlich gestaltet, um Verunsicherung und Sturzgefahr zu vermeiden. Blumen je nach Jahreszeit lassen bei Kranken Erinnerungen aufkommen. Zum Verweilen sind Lauben beliebt, da auch diese aus der Kindheit bekannt sind und Licht und Schatten spenden. ☞ *. *(Kap. 2 Phase 2. 9.)

Betreuung:

- Nach den Pflegeschlüsseln und nach der sozialen Betreuung fragen
- Hat eine Fachkraft für Gerontopsychiatrie die Leitung der Sozialen Betreuung inne.
- Sind Betreuungskräfte ausschließlich in der sozialen Betreuung tätig
- Sind die Mitarbeiter alle im Umgang mit Demenz geschult
- Gibt es Mitarbeiter, die Mitglied in der Deutschen Expertengruppe für Demenzbetreuung (DED) sind
- Gibt es regelmäßige Veranstaltungen im Hause, wenn ja, sind diese auf die Fähigkeiten der Bewohner abgestimmt, homogene Gruppen
- Kann der Angehörige täglich besucht werden, auch am Abend
- Gibt es Bezugspflege
- Gibt es Einzelbetreuung für Schwerstdemente
- Gibt es Betreuung durch die jeweilige Kirchengemeinde
- Werden Gottesdienste angeboten
- Wie viele ehrenamtliche Helfer gibt es zusätzlich
- Werden Spaziergänge mit angeboten
- Gibt es Hundebesuche oder Tiere im Haus
- Sind Tiere erlaubt
- Alle Eindrücke der Heime in Ruhe auf sich einwirken lassen

Würde der Bewohner

- Gepflegte Kleidung, Frisur, Nägel
- Keine Lätzchen außerhalb der Mahlzeiten
- Nicht im Nachthemd um 16: 00 Uhr sitzend
- Die Anrede der Menschen mit Demenz

Personal

- Bezugspflege ist für Menschen mit Demenz eine wichtige Orientierungshilfe. Die jeweilige Bezugsperson in der Früh-, Spät- und Nachtschicht kennt ihre zu betreuenden Bewohner, kann diese ohne Vorbehalte annehmen, kennt die Lebensgeschichte und kann in schwierigen Situationen verbal und nonverbal intervenieren. Pflegende in der Bezugspflege führen konsequent und beherzt durch einen regelmäßigen Alltag, holen geeignete Besucher für z. B. Spaziergänge oder passende Gruppenaktivitäten und pflegen guten Kontakt zu den Angehörigen.
- Auf diese Weise hat der Mensch mit Demenz Sicherheit und Kontinuität, die im Alltag wichtig sind. Jede neue Situation verunsichert. *(#Grond, Labertus #)*

Spüren, wie die Stimmung ist. Gehen Pflegekräfte ruhig und freundlich einher, wird gelacht und ein Lied gesungen?

Im Umgang mit Demenz sollten alle Mitarbeiter eines Heimes regelmäßig geschult sein. Alle müssen die Kommunikationsregeln kennen. Diese sollten sich nicht nur auf Biographiearbeit nach Böhm, Validation beschränken, sondern auch Mäeutik, Dementia Care Mapping (DCM), Selbsterhaltungstherapie (SET), usw. beinhalten.

Je mehr Wissen um die Krankheit Demenz, umso weniger Konflikte treten im alltäglichen Leben auf.

Bezugspflege, um einen Bezug zum Menschen mit Demenz aufzubauen, ist wichtig.

Demenzwohngemeinschaften

Ambulant betreute Wohngemeinschaften für Menschen mit Demenz
Ambulant betreute Wohngemeinschaften für Demenzkranke, oft kurz
» Demenz-WGs« genannt, gibt es seit den 1990er Jahren, als in Berlin die
ersten in Deutschland gegründet wurden.

Gegenwärtig gibt es dort etwa 700 derartige Wohngemeinschaften. In
anderen Bundesländern verlief die Entwicklung langsamer und auf zahlen-
mäßig niedrigerem Niveau.

Die Deutsche Alzheimer Gesellschaft vertritt die Auffassung, dass diese
Wohngemeinschaften neben der häuslichen Pflege und der Unterbringung
in entsprechenden Heimen eine unverzichtbare Wohnform für Demenzkranke geworden ist. Mit ihrer häuslich-familiären Atmosphäre können sie
Demenzkranken eine hohe Lebensqualität bieten.

Wichtige Merkmale:

In der Wohnung oder einem Haus leben selbstbestimmt pflege- bzw. .
betreuungsbedürftige Personen zusammen. Alle wichtigen Unterstützungs-
leistungen werden gemeinsam entschieden um den Alltag zu organisieren.

- Demenz-WGs sind keine Heime, haben keine Träger, die Pflege
  und Versorgung erfolgt durch ambulante Dienstleister(Pflege-oder
  Betreuung).
- In einem gemeinsamen Haushalt mit Einzelzimmern und Gemein-
  schaftsräumen leben sechs bis zehn maximal bis 12 Personen als
  Mieter zusammen.
- Die überschaubare Anzahl ermöglicht einen auf die persönliche
  Biographie und die Gewohnheiten und Vorlieben abgestimmten
  Pflege-und Betreuungsprozess.
- In einer ambulant betreuten WG treffen Mieter bzw. deren Ange-
  hörige oder gesetzliche Vertreter die Entscheidungen für die WG
  im Selbstbestimmungsgremium.
- Das Selbstbestimmungsgremium hat die Aufgabe Wünsche und
  Bedürfnisse der eigenen Person, der Angehörigen, die Interessen
  der Mieter zu erkennen und umzusetzen. Es entscheidet, welcher
  Pflege- und Betreuungsdienst durch die WG beauftragt wird.
- Pflege und Betreuungsdienste haben einen Gaststatus

- Für die Mieter bzw. ihre Angehörigen besteht grundsätzlich die Möglichkeit zur eigenständigen Haushaltsführung bzw. jemanden zu beauftragen.
- Angehörige werden von den täglichen Pflegeaufgaben entlastet und haben damit Freiräume, um auf die Situation des Demenzkranken einzugehen und aktiv bei der Gestaltung des Lebens in der Wohngemeinschaft mitzuwirken.
- Die Angehörigen / gesetzlichen Vertreter bringen sich in den Alltag ein (z. B. Hauswirtschaft, Freizeitgestaltung) und unterstützen dadurch die Finanzierung.
- Ein aktives Angehörigengremium ermöglicht den Austausch der Angehörigen untereinander.
- Mit den beauftragten Dienstleister wird der Einsatz möglichst gleichbleibender Pflegeteams als feste Bezugspersonen für die Demenzkranken vereinbart.

www. ambulant-betreute-wohngemeinschaften. de/grundlagen. html
Rainer Klein, FQA Coburg Januar 2018

Nach Umzug in ein Heim ist die Benachrichtigung alter Freunde mit der neuen Adresse hilfreich und tröstend. So kann noch Post erhalten werden, die Erinnerungen wachruft. Gerade zu Weihnachten, zum Geburtstag sind persönliche Grüße immer ein freudiges Ereignis.

Kapitel 5

5. Phase

Einführung in die 5. Phase
In der 5. Phase können Angst- und Wahnzustände abwechselnd auftreten. Der Betroffene wird unfähig, sich an Dinge des täglichen Lebens zu erinnern. Unsicherheiten bei eigener Adresse, Monat, derzeitiger Regierung.
Hilfen in allen Lebensbereichen, die Orientierungslosigkeit und Ruhelosigkeit verlangen den Pflegenden viel Kraft ab. Der demente Mensch lebt in seiner eigenen Welt. Wer hier gewaltsam eindringt: »Mutter, was hast du für einen Zustand!« wird beschimpft und hinausgeworfen.

5.1 Kommunizieren

Im Sprachvermögen ist spontane Antwort bei Diskussionen nicht mehr möglich. Sätze können noch gebildet werden. Die Sprache wird floskelhaft. Die Grammatik fällt auseinander. Momentane Gefühlseindrücke werden mitgeteilt. Gespräche führen ist nur gelenkt möglich.

Nie zu viel verlangen, Wortfindungsstörungen sind für die betroffenen Menschen grausam, oft äußert sich das Unvermögen mit Wut und Zorn.

Durch das Wegfallen der Kontrollmechanismen kann es zu früh erlernten umgangssprachlichen Kraftausdrücken kommen. Pflegende sind schockiert, weil sie es von den Eltern nie hörten und sich fragen, wo dieses Vokabular herkommt. (Sexuelle Anspielungen oder Kraftausdrücke treten hier auf.)

Bei allen verbalen Mitteilungen des Betroffenen, auch wenn diese kaum verständlich sind, sollte dem Sprechenden signalisiert werden, »ich höre dir zu«, und ihm Zeit gegeben, sich auszudrücken. Tonfall und Mimik verraten Stimmung des Sprechenden.

Durch die einsetzende Zeitverschiebung wollen demente Menschen oft heim zu Mutter oder Vater, vielleicht werden auch ganz frühe Wohnorte genannt. Da es sich um krankheitsbedingte Äußerungen handelt, ist es zwecklos, die Aussagen zu korrigieren.

Oft sind Angehörige verzweifelt, wenn der demente Mensch nach Hause möchte, obwohl sie zu Hause sind. Die Empfindung, die eine Tochter hat, deren Mutter die längst verstorbene Mutter sucht, kann man nicht beschreiben. Es ist emotional belastend, wenn eine Tochter die Funktion einer Mutter bei der eigenen Mutter übernehmen muss.

Immer wieder gleiche Sätze oder Fragen von den Betroffenen verlangen von den Pflegenden Höchstleistungen ab, in dieser Phase fragen Betroffene oft nach ihren Eltern.

Immer wieder werden Sätze gesprochen wie: »Weißt du, ich bin so traurig.«

Pflegende werden mit Namen angesprochen, die verkehrt sind, hier z. B. »Mädele, Süße, Schwesterlein«, dies sollte nicht korrigiert werden.

Wichtig ist hier zu wissen, Gefühle bleiben erhalten, die Realität verschwimmt.

- Hilfreich sind verbale Ablenkungen, wenn Verunsicherung und Anspannung bemerkt werden, wie z. B.
  - Was für ein herrliches Wetter
  - Hat die Katze oder der Hund Futter
  - Schau, heute kam liebe Post
  - War der Hund schon draußen
  - Wie wäre es mit einem Tee
  - Magst du einen Saft
  - Hilf bitte mit das Bett zu überziehen
  - Wir müssen noch nach der Post schauen
  - Jetzt wird es Zeit zu Kochen
  - Wir müssen Blumen gießen

Nonverbale Kommunikation wird hier immer wichtiger
(Nonverbal laut Duden: nicht mit Hilfe der Sprache)
- ◆ Nonverbale Kommunikation kann sein:
- ◆ Hände reichen
- ◆ Streicheln der Schultern
- ◆ Kopf schräg halten, Augenbrauen heben
- ◆ Bei Fragen Schultern hochziehen
- ◆ Eine Melodie summen
- ◆ Lächeln, dies entspannt, eine angespannte Mimik wirkt bedrohlich auf den Betroffenen
- ◆ Wenn es der Betroffene möchte, ist ein »In den Arm nehmen« hilfreich, aber nur mit biographischen Kenntnissen

Die Verständigung funktioniert noch, allerdings im gelenkten Gespräch. Hier sollten Mitschwingen und Verständnis signalisiert werden.
Widersprechen bringt Widerstand (☞ *. *Kap. 2 Phase 2. 1.)
Wertschätzende Äußerungen am Satzanfang sind hilfreich:
- Kannst du ja prima, komm jetzt. . . . .
- Gut gemacht, ganz richtig. . . . . . .
- Hilf mir bitte, zusammen sind wir gut. . . . .
- Auf geht's, wer rastet, der rostet. . . . . .
- Nur Geduld bringt Rosen, wir schaffen das schon. . . . . .

Den Namen von geliebten Geschwistern immer mit einsetzen, damit positive Momente schaffen, z. B. « Otto mochte Rosen auch«, »Charlotte liebte Lavendelduft«.

Die Kontaktaufnahme langsam gestalten, nicht zu viel und zu schnell sprechen. Demente brauchen Zeit, um Kontaktaufnahme zu begreifen und Wörter zu finden !

Zitat:
Validation ist in vielen Einrichtungen der Altenhilfe bekannt und verbreitet. (Feil, 1992) Kernpunkt ist die Forderung, dass die subjektive Realität des Demenzkranken bestätigt (validiert) und nicht korrigiert werden soll. Im Rahmen von Kursen werden Kommunikationstechniken gelehrt, die im Konfliktfall entspannend wirken und dem Demenzkranken Wertschätzung

und Zuwendung vermitteln. Hier leistet die Validation einen sehr wichtigen Betrag zu einem hilfreichen Umgang mit Demenzkranken. *(# Steinhagen-Thiessen, Blackwell, 2003#)*

Im stationären Bereich werden Pflegende oft für Freundinnen gehalten. Anrede mit den Angehörigen oder den Betreuern abklären, wenn es dem Betroffenen gut tut, mit dem Vornamen ansprechen. Unbedingt vermerken und in der Pflegeplanung erwähnen.

Grundsätzlich immer auf die Anrede mit »Sie« und Herr oder Frau XX.

Gespräche, die Demente untereinander führen, sind auf ihrer Ebene möglich. Es sind keine Sätze mehr, die ausgetauscht werden, sondern höfliches, neugieriges und fröhliches Wörteraustauschen, dessen Inhalt sich nicht nachvollziehen lässt. Sieht man zwei, drei Menschen vergnügt miteinander kommunizieren, ist das gut für die Beteiligten.

Das Gegenteil wird auch beschrieben, verbal eingeschränkte Feindseligkeiten, bis zum anspucken, hier hilft Ablenken.

Im Heimbereich

Mit dem Ausbruch der Demenz wird die früh erlernte Muttersprache wieder gesprochen. Im Heim ist es von großem Nutzen, Pflegekräfte einzusetzen, die diese Muttersprache beherrschen (aus Rumänien, aus der ehemaligen UdSSR, Polen usw.). Ist dieser Umstand nicht gegeben, sollten Pflegekräfte in der Lautschrift die wichtigsten Wörtern der Begrüßung, Fragen nach Essen, Bewegen, Toilettengang usw. griffbereit bei dem Bewohner haben, um eine Kontaktanbahnung zu schaffen.

5. 2   Sich bewegen

Das Gangbild ist verlangsamt, Schritte schlurfend, Bewegungen werden mit
großer Anstrengung ausgeführt und schnell vergessen.

In dieser Phase wird geräumt, gearbeitet, Gegenstände werden hin- und
hergetragen, liegengelassen, gezogen, geschoben.

Menschen mit Demenz bauen mit der Bewegung, dem Laufen, Stress
ab. Sie gehen viel und laufen hier noch gezielt. Die Sturzgefahr ist hier
sehr groß, weil Geräusche ablenken können, aber auch die Gangfähigkeit
verändert ist, der Körper verliert an Spannkraft. Medikamente können oft
auf die Beweglichkeit Einfluss haben. Das Beüben durch einen Therapeuten der Physiotherapie wird wegen der fehlenden Fähigkeit, Anweisungen
umzusetzen, nicht mehr möglich. Hier ist es wichtig Bewegungsimpulse zu
setzen, die aus der Biographie bekannt sind.

»Bewegen ist Leben« Monika Hammerla, Schlütersche Verlagsgesellschaft 2016

Tipp:
- Auf gutes Schuhwerk ist hier zu achten
  - Hüftprotektoren sollten zum Einsatz kommen, Sanitätshäuser
    geben Auskunft
  - Gehen sie möglichst viel Treppen
  - Angehörige können alle Bewegungsübungen mitmachen und
    verbal motivieren, z. B. : »Gehe doch mal wie ein Storch. «
  - Ballspielen ist gut möglich, weil dieses lange bekannt ist. So
    hoch wie möglich werfen lassen, um die Atmung zu intensivie-
    ren, die Gelenkigkeit von Schultern, Ellenbogen, Händen auf-
    recht zu erhalten. Außerdem wird beim Ballspielen viel gelacht
    und es entspannt.
  - Luftschwimmen, wie beim Brustschwimmen Arme zusammen
    nach vorne schieben und wenn Arme gestreckt sind weit ausein-
    ander führen; Arme an den Körper und wieder von vorne.
  - Statt Theraband geflochtene Dehnbänder aus Trikotmaterial
  - Zum besseren Aufstehen auf Stühle mit Armlehnen achten.
  - Im Freien mit Rollator nicht allein gehen lassen.

Tanzcafe

Trotz aller Defizite sind die Betroffenen gut in der Lage mit ihren Angehörigen zu tanzen. In Tanzcafes (regelmäßige Veranstaltungen öffentlich oder in stationären Einrichtungen haben Paare die Möglichkeit das gemeinsame Tanzen zu genießen. Die Tanzschritte sind motorisch gespeichert, Paar fühlen sich ohne Worte wohl und genießen die Vetrautheit.
Monika Hammerla »Bewegen ist leben Schlütersche 2016

Tiergeschützte Interaktion

- Mit Hund spazieren gehen. Die Therapie mit Tieren ist seit ca. 30 Jahren fester Bestandteil in allen therapeutischen Zweigen geworden. Die Therapie mit Hunden ist anerkannt, Tiere lösen Spannungen und Blockaden. Ein Hund vermittelt Bewegungsanreize, aktiviert nonverbal, vermittelt angenehmen Körperkontakt, ist ein Gefühlsvermittler und motiviert positiv zum Gehen. Die positive stabilisierende Wirkung des Tieres auf den Menschen mit Demenz ist bekannt. Alte Erinnerungen können mit dem Streicheln eines Tieres plötzlich wieder auftauchen, es kann der Name des Tieres sein. Tiere geben ihren« Streichlern« aber mehr, das Immunsystem wird angeregt, Endorphine freigesetzt, diese verursachen ein Glücksgefühl und verringern die Scherzempfindung. (*#Basel Felix-Platter-Spital 2002 M. Hammerla#)* ☞ *. *(Kap. 2 Phase. 2. 2)

Ein Aufstehen aus einem Sessel oder von einem Sofa lässt sich für Betroffene erleichtern, indem man 10 cm große Holzklötze unter die Füße stellen lässt (Schreinereien geben Auskunft). Armlehnen sind sinnvoll. Beim Aufstehen nach vorne rutschen lassen, Hände reichen und Oberkörper nach vorne neigen lassen. Dann Anweisung zum Aufstehen geben.

5.3   Vitale Funktionen

Auf Mimik achten, Schmerzen oder Missempfindungen wie Hunger, Kälteempfinden, Lärmbelästigung, Harn- oder Stuhldrang, Angstgefühle können nicht konkret beschrieben werden. Demenzkranke reagieren mit Unruhe, gehen auf und ab öffnen und schließen Schranktüren, sind nicht zu beruhigen.

- Sollte beim Gehen Kurzatmigkeit auftreten, mit dem Hausarzt sprechen.
- Falls Diabetes vorliegt, regelmäßig testen, durch Laufdrang und veränderte Nahrungsaufnahme können sich Blutzuckerwerte auf die Norm einpendeln oder sogar eine Unterzuckerung herbeiführen. Hier ist Information an den Hausarzt wichtig, der die Blutzuckerwerte prüft und daraufhin eventuell Medikamente ändert.
- Bei Medikamenteneinnahme empfiehlt es sich, Tabletten zu zermörsern (Apotheke Tablettenmörser) und sie in Joghurt, Schokoladenpudding oder passiertes Obst einzurühren. Immer genaue Dosierungsanweisungen beachten.
- Medikamente statt Tabletten in Tropfenform

Alle Medikamente, die in den Gehirnstoffwechsel eingreifen, müssen genau auf den Patienten zugeschnitten sein. Auf Reaktionen des Betroffenen achten. Nebenwirkungen wie paradoxe Reaktionen, Müdigkeit, ein verändertes Gangbild, Grimassieren, Inkontinenz, Verhaltensauffälligkeiten können durch Medikamente hervorgerufen werden. Bitte bei Hausärzten oder Fachärzten oder in Gedächtnissprechstunden für Demenzkranke nachfragen. ☞ *. *Kap. 2 Phase 2.3 und Kap. 3. Phase 3.3

Angehörige können durch genaue Beobachtungen und Beschreibungen der Verhaltensänderungen gute Dienste leisten, Hausärzte und Fachärzte können Schlüsse ziehen und durch eine evtl. Medikamentenänderung oder Weglassen eines Medikamentes schneller und gezielter reagieren.

5. 4   Sich pflegen

Hilfe beim Pflegevorgang oder die teilweise Übernahme beim Pflegen sind nötig. Der selbständige Pflegevorgang wird immer umständlicher und gelingt nicht mehr, so wird manchmal die Rasur vergessen, die Haare nicht gekämmt oder die Nagelpflege ist nicht erkennbar.

Pflegende beschreiben große Widerstände
Eine sichtbare Vernachlässigung wird erkennbar. Pflegehandlungen können nicht mehr umgesetzt werden, weil sie vergessen werden.

Mit Ruhe und Geduld in entspannter Stimmung kann Pflege angeboten werden. Immer wieder ankündigen und warten, ob Gegenüber auch verstanden hat.

Akzeptiert Betroffener Gegenwart und Hilfe des Angehörigen im Badezimmer, sind Hilfestellungen so diskret wie möglich zu vermitteln. Zum Zähneputzen alles vorbereiten, Zahnpasta auf Bürste, diese in die Hand geben und ggf. die Zahnbürste zum Mund führen, häufig wird durch Impuls Tätigkeit weiter selbständig ausgeführt. Zum Baden alles vorbereiten, warmen Raum, angenehme Zusätze. In der Wanne sollte die Antirutschmatte hell sein, um optische Verkennung zu vermeiden. Das Badewasser sollte mit gefärbten Zusätzen erkennbar gemacht werden. (*#Handbuch der Betreuung und Pflege von Alzheimer–Patienten#Kurz, 1999*)

Die wöchentliche Badeprozedur mit Duschen austauschen. An die Zahnpflege muss immer wieder erinnert werden.

Bei der Grundpflege sind klare Anweisungen hilfreich, gereichter Waschhandschuh mit den Worten »der ist für das Gesicht, der ist für unten, den Popo usw. « geben Sicherheit und lassen Waschhandlungen oft teilweise eigenständig ausführen.

Nach jeder Handlung loben.

Bei der Badehandlung wurde früher Rücken mit der Bürste geschrubbt und danach tüchtig abgerubbelt. Bekannte Badezusätze waren Kernseife oder Fichtennadelduft. Diese Handlungen und Wörter sind dem Betroffenen noch bekannt.

Tipp: Kein Überstülpen unserer Hygienevorstellungen, langsam und vorsichtig beginnen, bei Widerstand warten und später nochmals versuchen.

Hilfsmittel

Sämtliche Hilfsmittel

- Toilettensitzerhöhung
- Sitzkissen
- Badewannenlifter
- Duschstühle
- Matratzen
- Wechseldruckmatratzen
- Pflegebetten
- Rollstühle
- Rollatoren usw.

werden vom Hausarzt verordnet, Rezepte an die Krankenkasse weitergereicht. Empfehlenswert ist es für Angehörige, ein Sanitätshaus ihrer Wahl zu suchen. Alle Mitarbeiter helfen gern und kennen sich mit Formalitäten und den dazugehörigen Gegebenheiten (Größe, Lieferung, Zuzahlung, Befreiung) aus. Beratungen sind Service und für die Angehörigen von immer größerer Wichtigkeit.

5. 5   Essen und trinken

Tischmanieren schleifen sich ab. Besteck wird noch benutzt, z. B. großer Löffel für Pudding und Fisch, die Reihenfolge ist durcheinander, gelegentlich wird mit den Fingern gegessen.

Das Auge isst mit, ein hübsch gedeckter Tisch regt an, auch das Essen in der Gemeinschaft motiviert. Zuhause sind gemeinsame Mahlzeiten wichtig. Die Fähigkeit, mit Messer und Gabel umzugehen, kann Schwierigkeiten bereiten. Statt Messer und Gabel kann ein Löffel gereicht werden. Ruhe und Geduld während der Essenseinnahme.

Ist die Entnahme von Speisen zu kompliziert, kann Teller schon mit einer Portion gereicht werden, die Mahlzeit so gestaltet, dass alles mit dem Löffel essbar ist.

Wird das Essen gelegentlich vergessen, kann der Pflegende den mit Speise gefüllten Löffel in die Hand des Betroffenen geben (Rechts- und Linkshänder beachten), leicht den Unterarm des Betroffen heben. Der Löffel wird dann aus eigenem Impuls zum Mund geführt, kurze Pause. Wieder Löffel füllen und in die Hand geben. (*#Facharbeit, Basel, Psychogeriatrie 2003, Hammerla#*)

Speisen sollten so gestaltet sein, dass sie mundgerecht zu essen sind (Keine großen Brötchenhälften, die nicht zum Abbeißen sind.)

Einfache Gedecke, farblich unterschiedlich, dunkle Decke, einfarbiger Teller, Glas mit einem farbigen Getränk, ausreichende Beleuchtung erleichtern Demenzkranken das Erkennen der Gegenstände.

Merke: Was nicht bekannt ist, bleibt liegen! (Spaghetti, gefüllte Paprika)
Immer wieder Impulse geben, erinnern und Geduld aufbringen, Getränke immer wieder anbieten und bereitstellen.

Zuhause sind die Lieblingsspeisen bekannt. Demente mögen Süßes sehr. Bittere Speisen werden gemieden, Fremdkörper wie Kümmel oder Nussstückchen ausgespuckt. Bei der Farbe der Speisen sind grün, dunkelbraun, lila oder schwarz abschreckend. Reisbrei, Griesbrei, Pudding in rosa, gelb werden gemocht. Wenn einseitige Vorlieben für Nahrungsmittel bekannt sind (z. B. Weißbrot mit Gelee und Butter) kann als Zusatznahrung »Astronautenkost« gereicht werden. Wenn der Betroffene viel läuft und räumt, empfiehlt es sich, die Speisen mit Butter oder Sahne und Eiweißpulver (Apotheke) anzureichern. Bei Säften sind Bananen- und Birnensaft sehr beliebt. (*#Praxisreihe der Dt. Alzheimer Gesellschaft e. V. Band & Wojnar, 2006#*)

Ist die Fähigkeit, mit Besteck zu essen, nicht mehr vorhanden, ist Fingerfood eine entspannte Form der Nahrungsaufnahme. Alle Mahlzeiten können in mundgerechten Häppchen serviert werden oder an beliebten Aufenthaltsorten stehen. Gehaltvolle Suppen, ohne Stücken oder Bröckchen können gut getrunken werden. Warme Bockwürste, Kroketten, Pommes frites, gekochte Möhren in Scheiben mit Butter und etwas Salz, Hackfleischklößchen, Brokkoli, Sellerie, Blumenkohl, weicher Kuchen oder Plätzchen, Obststücke, Beeren (je nach Jahreszeit), Schokolade. Wichtig sind biographische Kenntnisse.

Getränke können angedickt bereitstehen. Immer wieder ermutigen, zureichen, oft wird abgelehnt, nach einigen Minuten wird neu angebotene Nahrung zu sich genommen.

Häppchen oder Obststückchen in Schälchen bereitstellen, diese werden oft im Vorbeigehen genascht. (☞ *. *Schwester und Pfleger 8/06)

Auf Temperatur der heißen Getränke achten!

Durch den ständigen Bewegungsdrang gelingt es manchmal nicht, Betroffene mit an den Tisch zu bitten. Immer wiederkehrende Bewegungsabläufe: aufstehen, setzen, schieben, räumen, führen zu einem enormen Energieverbrauch von 3000 bis 5000 kcal, die der Betroffene verstoffwechselt. Hier hilft manchmal nur das Mitgehen und einen Becher mit der hochkalorischen Trinknahrung zusätzlich angereichert mit Sahne, Zucker und Eiweißpulver immer wieder anzubieten, selbst wenn der Betroffene ablehnt, kurze Zeit später ist es vergessen, wieder anbieten. Diese Nahrungsdarreichung mag befremden, dennoch ist diese Form des Zureichens in der Bewegungsphase die einzige humane Lösung.

Alarmzeichen für Mangelernährung:

Probleme bei der Ernährung:
- Prothese sitzt nicht richtig
- Ständiger Durchfall
- Übelkeit mit Erbrechen
- Anhaltende Verstopfung
- Kein Appetit

Veränderungen an der Haut:
- Wassereinlagerungen
- Schuppenbildung vermehrt
- Wenig Unterhautfettgewebe
- Vermehrt blaue Flecken
- Aufliegen der Haut am Gesäß, Fersen oder Schultern
- Rissige, wunde Stellen um den Mund

Körperliche Merkmale
- Knochen hervorstehend
- Schneller Gewichtsverlust
- Body-Mass-Index < 19
- Gesamtabnahme der Körpermasse, weniger Muskeln
- Schwäche, Abgeschlagenheit, Antriebslosigkeit
- Kleidung passt nicht – zu groß

Psychische Beschwerden
- Depression, Angst und akute Verwirrtheit verschlimmern die Demenz. Information an Hausarzt.

(#Pfrimmer/Nutria Mangelernährung bei Senioren 2000#)

Im Heim

In den Speisezimmern der Heime sitzen Menschen mit Demenz oft mit kognitiv gesunden alten Menschen zusammen. Wegen der vergessenen Tischmanieren werden Demenzkranke oft sehr schroff gemaßregelt und ziehen sich zurück.

Kleine Schongruppen in einem anderen Raum (4- 5 Bewohner) für Demente haben sich zur Essenseinnahme bewährt. Hier wird mit einer Pflegekraft in entspannter Atmosphäre ohne Reize (Radio) gegessen.

In Gesellschaft isst es sich lieber, unterstützt durch Redewendungen: » Na, dann guten Appetit«, »Es ist für alle da«, »Auf ihr Wohl«, »wie von der Mutter gekocht«, » schmeckt wunderbar« wirken oft kleine Wunder.

5. 6   Ausscheiden

Hier wird Stuhl- und Harn noch bemerkt, ein Toilettentraining ist nach den Mahlzeiten sinnvoll.

Angehörige beschreiben Inkontinenz bei allen Ablenkungen oder Veränderungen (Tätigkeiten, Einladungen, Feste).

Hilfen beim Toilettengang werden oft vehement abgelehnt, da sich der Betroffene selbst nicht hilfsbedürftig fühlt. Bei allen Hilfen diskret und dezent dabei sein und Hilfe leisten. Manchmal sind zwei Hilfspersonen nötig. Hier haben sich Ablenkungen und handeln durch Pflegende bewährt. Vom sanften Überrumpeln bis zum kurzen, aber entschiedenen Handeln (Hosen herabziehen und auf Toilette setzen) gibt es keine feste Taktik in diesem sensiblen Bereich.

Wenn sich Wasserlassen nicht einstellt, kann man den Wasserhahn aufdrehen oder eine Schüssel mit lauwarmem Wasser zum Hände planschen reichen, daraufhin stellt sich eine Blasenentleerung sehr oft ein.

Eine Möglichkeit ist auch, den Nachtstuhl an das Waschbecken zu stellen, mit beiden Händen am Waschbecken festhalten zu lassen. Der Betroffene hat Halt und der Pflegende kann die Hosen herunterziehen und mit sanftem Druck auf die Schultern den Betroffenen auf den Nachtstuhl setzen. Alle Handlungen sanft und mit ruhiger Stimme.

Bei großer Gegenwehr, Abbruch der Handlungen und 10-15 Minuten warten. Pflegende Angehörige empfinden nächtliche Toilettengänge sehr belastende, wenn der Betroffene vor der Toilette steht und nicht mehr weiß das er sich setzen muss, sondern einfach stehen bleibt. *(#Otto, U. Carl, S.: Mensch sein, Mensch bleiben. Wetzlar: Alzheimer Gesellschaft Mittelhessen e. V. 1997#)*

Statt Unterhosen haben sich »Einmal-Inkontinenzhosen« bewährt, bitte in Apotheke oder Sanitätshäusern nach dem entsprechenden Produkt fragen.

Nachts »Einmal-Inkontinenzhosen« statt Vorlagensysteme, diese werden oft nicht akzeptiert, da Folie raschelt und nicht gekannt wird. Der Fremdkörper wird entfernt. (☞ *. *#Kap. 6, Phase 5. 7. Overall#)

Im häuslichen Bereich haben sich Inkontinenzauflagen auf Stühlen und Sofas bewährt. Der Stoff ist dem Möbelstoff nachempfunden, aber wasserundurchlässig. *#Fa. Senio, 2006, S. 49#*

Demente Menschen nicht allein auf der Toilette sitzen lassen: heruntergelassene Hosen stellen eine Stolperfalle beim Aufstehen dar; um die Intimsphäre des Betroffenen zu schützen, können sich die Pflegenden z. B. hinter die Tür stellen.

Für die Nacht empfiehlt sich ein Nachtstuhl und regelmäßige Kontrollen. Nachtlichter, die einen Lichtschein spenden, sind sinnvoll.

Bei vorliegender Inkontinenz kann der Arzt Vorlagen verschreiben. In der Apotheke oder einem Sanitätshaus Einmalhosen aus Zellstoff besorgen.

Große Probleme bereitet Menschen mit Demenz die oft nicht erkannte Obstipation. Durch die reduzierte Fähigkeit, sich verbal mitteilen zu können, werden ein merkwürdiges oder ein Abwehrverhalten oft falsch eingeordnet. Sehr häufig liegt es an der Unfähigkeit, zum richtigen Zeitpunkt zur Toilette zu gehen. Ursache für eine Obstipation sind oft die geringe Flüssigkeitszufuhr und der Mangel an ballaststoffreicher Nahrung.

Probleme können Hüftprotektoren bereiten, wenn es nachts schnell gehen soll, hier ist ein genaues Abwägen nötig!

Wegen einsetzender Inkontinenz bitte Heizdecken entfernen! Krankenunterlagen (Sanitätshäuser) als Matratzenschutz haben sich bewährt.

Bei häufigem Urindrang bitte Urin beim Hausarzt auf Harnwegsinfekt testen lassen.

5. 7   Sich kleiden

Immer gleiche Vorgaben, Ruhe, Geduld und Hilfestellung beim Hinreichen der Kleidung. Bequeme Kleidung wählen, keine engen Blusen oder zu enge Hosen, die am Bund einschnüren.

Beim Anziehen der Hosen sollte der Betroffenen sitzen, dann in der Reihenfolge ein Kleidungsstück nach dem anderen reichen.

- Unterhose (Einmalinkontinenzhose mit einer Vorlage versehen)
- Hüftprotektoren
- Strumpfhosen oder Strümpfe
- Hosen oder Rock
- Schuhe

Aufstehen lassen und nacheinander alles hochziehen, mithelfen lassen, langsam und mit Geduld, für jede richtige Reaktion loben

Die Oberbekleidung bestehend aus Kleid oder Pulli, Bluse oder Hemd siehe oben, Unterhemd Büstenhalter.

Nach angezogenen Unterkleidern Betroffenen wieder setzen lassen und ruhig anweisen

Arme heben, Büstenhalter anziehen lassen soweit es geht

Unterhemd reichen oder selbst über Arme Hände und Körper ziehen.

Auf Gewohnheiten achten, wird Unterhemd in Unterhose gesteckt, soll es so getan werden.

Bluse zum Schlüpfen reichen oder überziehen

Zuletzt Pulli oder Kleid anziehen, aufstehen lassen, für gutes Aussehen loben. Immer mehr Hilfestellungen beim Anziehen werden nötig.

Nachts oder im Bett ist ein Overall mit Schulterknöpfen sinnvoll, um ein Manipulieren an den Windeln zu verhindern (Stuhlgang).

Socken mit Antirutschbelag eignen sich für nachts.

Heimbereich:

Dienstkleidung schützt vor Übergriffen. Durch weggefallene Kontrollmechanismen kann es zu Übergriffen kommen. Weibliche Signale Brust, Po, enge Kleidung animieren hinzugreifen. Vor 60 Jahren waren leicht bekleidete Mädchen leichte Beute.

Durch die veränderte Wahrnehmung ist es wichtig:

Zum An- und Auskleiden immer ankündigen. »Guten Abend, Frau Sorgenfrei, « – Zeit zum Reagieren lassen – »darf ich Ihnen beim An- bzw. Ausziehen helfen?« – warten – Handlungen müssen dem Betroffenen klar und eindeutig sein. Ein Entkleiden wollen ohne Ankündigung kann zu massiver Abwehr führen. Wenn Betroffener nein sagt oder abwehrt, später noch mal versuchen.

5. 8   Ruhen und schlafen

Schlafstörungen oder Tag-Nacht-Umkehr können vermehrt auftreten. Prüfen, ob Änderungen in der Tagesstruktur vorzunehmen sind, fehlende Aktivierungen bedeuten oft keine Ermüdung am Abend. Immer gleichen Ablauf des Abendrhythmus gewährleisten.

Ursachen für Schlafstörungen sind vielschichtig. Organische Ursachen abklären: Herzinsuffizienz, Harnverhalten, Atemnot, Schmerzen, Verstopfung, eine Schilddrüsenüberfunktion, Durchfälle oder Reizhusten durch trockene Luft oder Allergien. Fehlende Müdigkeit kann auch ihre Ursachen in mangelnder Tagesaktivität oder Reizüberflutung vor dem Zubettgehen, durch eine Familienfeier, Lärm oder Lichtreize haben. *(#Pflege verwirrter alter Menschen#, Grond, 2003)*

Medikamente können den Schlafrhythmus empfindlich stören. Hier unbedingt Rücksprache mit Arzt führen.

Pflanzliche Arzneimittel aus der Apotheke können z. B. Hopfentee, Baldriantropfen oder Passionsblumendragees sein.

Mögliche Lösungen in der Wohnung:

* Ruhe und Dunkelheit, kleines Licht zum Auffinden der Toilette
* Pflegebetten möglichst bodennah, Matten davor schützen vor aus dem Bett klettern und fallen
* Treppenauf- oder -abgänge mit Sperren sichern
* Gefährliche Orte wie die Küche oder eine Werkstatt verschließen
* Wertvolle Gegenstände wegstellen, damit sie nicht kaputt gehen
* Zimmer, die belaufen werden können, mit Licht erhellen, um Unfälle zu vermeiden
* Toilette erleuchten, das Wohnzimmer und das Schlafzimmer
* Den Schlaf fördern durch bekannte Rituale
* Eine Tasse Bohnenkaffee kann zu niedrigen Blutdruck auf Normallevel heben
* Ein Glas Milch mit Honig
* Beruhigung durch Angehörige, keine Vorwürfe

(#Handbuch der Betreuung und Pflege von Alzheimerpatienten# Kurz, 1999)
☞ *. * (Kap. 4. Phase 4. 11.)

Heim:

Im Heim nach Schlafgewohnheiten fragen.
War der Bewohner früher »Eule oder Lerche«?
Ist neuer Bewohner Bäcker oder Schichtarbeiter gewesen ?
Mit genauen Informationen über Schlafgewohnheiten und Bettgehzeiten können Bewohner leichter betreut werden.
Nachtcafes haben sich bei »nicht müden« Bewohnern bewährt, die dort verweilen können.
Im Nachtcafe können sich Bewohner aufhalten, ohne die schlafenden Mitbewohner zu stören. Hier sind bei Bewohnern oft Fähigkeiten zu beobachten, die tagsüber nicht zum Tragen kommen. Im Nachtcafe können gemütliche Abendstunden verbracht werden, wo gespielt, erzählt wird. Pflegekräfte und Angehörige wirken beruhigend auf Bewohner ein. Ziel des Nachtcafes ist es, Langeweile oder die Angst vor der Nacht zu mildern, Schlafmittel und Psychopharmaka zu reduzieren. Eine sanfte Anbahnung zum Schlafengehen ist ruhige Musik, Dämmerlicht, Dämmerschoppen, alkoholfreies Bier, Apfelmost oder eine Weinschorle. Pflegekräfte und Helfer kennen Bewohner durch eine Bezugspflege und haben dadurch guten Zugang und Einfluss auf den Betroffenen. *(# KDA-Qualitätshandbuch Leben mit Demenz# Rohling –Spitzer, 2001)*

> Wer früher spät schlafen ging, wird nicht zum Frühschläfer und umgekehrt.

5. 9   Sich beschäftigen und Tagesstruktur

Der Erkrankte kann sich noch eine knappe halbe Stunde auf ein- und dieselbe Sache konzentrieren. Er kann noch aktivierenden Anregungen folgen, das Wissen im Langzeitgedächtnis ist noch abrufbar. Beispielsweise die Heimatstadt, bekannte Melodien sowie wichtige Ereignisse in der Vergangenheit wecken sein Interesse. Charaktereigenschaften sind noch in abgeschwächter Form zu beobachten. (Mutterwitz)

(# Mensch sein, Mensch bleiben Alzheimer Gesellschaft Mittelhessen e. V. Wetzlar, 1997#)

Anregende Tätigkeiten Zitat *»Wir regen die Kranken an mit Singen, Ballspielen, einfachen Werk- und Bastelarbeiten, Blumen-Stecken, rhythmischen Bewegungen, Tanzen, dem Einsatz von großen bunten Luftballons, einfachen Spielen, wie Kegeln, großen Wurfspielen, Spaziergängen in der Altstadt, Ausflügen, der täglichen gemeinsamen Vorbereitung des Mittagessens sowie anderen hauswirtschaftlichen Tätigkeiten wie Waschen, Bügeln, Geschirr spülen und abtrocknen, Staub wischen, Arbeiten im Hof und Garten.*« Zitat Ende.

Es ist wichtig, alle Aktivitäten richtig zu dosieren, z. B. nach dem Singen von Liedern, einem Spaziergang, Ruhepause vorsehen, Kaffee trinken.

Zu viele Reize können nicht mehr verarbeitet werden. Der Betroffene wehrt ab, schützt sich oder läuft weg. Auf Anzeichen der Ermüdung sollten unbedingt geachtet werden. Weniger und gezielte Aktivierung ist häufig effektiver.

Tierbesuche bereichern den Alltag

Aquarien wirken auf Menschen mit Demenz sehr entspannend. Lange Zeit können sie davor sitzen und die Fische anschauen. Vogelvolieren laden zum Hinschauen ein.

Im Heimbereich ist sehr darauf zu achten, dass kognitiv gesunde Bewohner in Gruppen nicht mit stark beeinträchtigten Kranken zusammengefasst werden. Die noch gut orientierten Bewohner weisen Demente oft in einem schroffen Ton zurecht. Der Betroffene reagiert ängstlich, wird still und zieht sich zurück oder er wehrt sich auch handgreiflich.

Die Fachkraft für Gerontopsychiatrie hat die Leitung der Sozialen Betreuung inne, diese kann eine genaue Einteilung der Angebote und eine optimale Zusammenarbeit mit den Betreuungskräften fördern.

Persönliche Dinge bereitlegen

Um für die Erkrankten in Situationen der Aktivierung eine entspannte Atmosphäre herzustellen, ist der Kontakt mit bekannten Gegenständen hilfreich. Hierzu können gehören:

- Eigene Taschen
- Vertraute Ess- und Trinkgefäße
- Stofftaschentücher
- Lieblingsblumen
- Seidentuch
- Krawatten

Spiegel sind für Menschen mit Demenz eine wirksame, sehr häufig positive Beschäftigung. Angehörige berichten, dass die Mutter ihre Runden in der Wohnung immer abging, sich vor den Spiegel stellte und erstaunt schaute, feixte, die Zunge streckte oder nur lachte. Sie hatte Spaß bei diesem Spiel.

5. 10 Sich als Mann / Frau fühlen und verhalten

Partner werden noch erkannt, teilweise jedoch nicht. Ehepartner empfinden es als große Belastung, wenn kranker Ehepartner im Ehebett fragt: »Was wollen sie hier, wer sind sie?« Ebenso fühlen sich Kinder, die gefragt werden: »Wer sind Sie?« ganz erbärmlich.

Enkelkinder werden nicht mehr erkannt.

Ehepartner beschreiben Betroffenen problematisch, Gespräche sind kaum noch möglich. Zu Hause sind es für Pflegende die größten Belastungsproben. Das ständige Fragen, » nach Hause wollen«, Misstrauen, die Angst »verrückt« zu werden, Gefühlsausbrüche und anschließend bitterliches Weinen machen Pflegende zu Hause hilflos, manchmal auch sehr wütend und traurig, weil der Partner sehr krank ist und nicht mehr richtig reagieren kann. Verhaltensauffälligkeiten belasten gesamtes Umfeld zu Hause und im

Heim. Im häuslichen Bereich distanzieren sich Freunde und Bekannte, weil sie völlig hilflos im Umgang mit Dementen sind. Dieser Prozess setzt langsam ein, eine Vereinsamung der Pflegenden ist die Konsequenz. Pflegende müssen sich immer wieder auf verändertes Verhalten einstellen. Ohne fachliche Schulung ist es nicht möglich. Durch die veränderte Gehirnfunktion sind Betroffene auf ständig vermehrte Unterstützung und später völlige Hilfe angewiesen. Im häuslichen Umfeld sind die Bedingungen für den Betroffenen günstig, weil äußere Bedingungen und Personen nicht viel wechseln, bekannt und vertraut sind. Für die Betreuung im häuslichen Umfeld 2 – 3 Personen, die immer wieder kommen. Vertraute Menschen geben Sicherheit.

Durch das Wegfallen der Kontrollmechanismen kann es zu sexuellen Übergriffen kommen. Bewohner, die eine attraktive Pflege-oder Betreuungskraft sehen, reagieren mitunter durch eine spontane Impulshandlung, wollen an die Brust greifen.

Hier muss das Personal geschult sein, und wissen, dass es sich um Symptome eine Krankheit handelt.

Im Heim:

Im stationären Bereich ist eine Bezugspflege unbedingt erforderlich, da ständiger Personalwechsel Angstgefühle bei Betroffenen hervorruft.

Viele Angehörige möchten die stationäre Pflege und Betreuung aktiver unterstützen. Sie können konkrete Tätigkeiten, wie das Verabreichen der Mahlzeiten, grundpflegerische Verrichtungen sowie Beschäftigungen wie Spaziergänge übernehmen. Die aktive Teilnahme der Angehörigen am Heimalltag ist in Einrichtungen ansatzweise möglich, jedoch ungewohnt und kann finanzielle Fragen aufwerfen.

Pflegekräfte freuen sich über diese kompetente Unterstützung. *(#Pflegende Angehörige in Deutschland# Meyer, 2006)*

5. 11 Für eine sichere Umgebung sorgen

Durch die Orientierungsstörungen und anhaltenden Gedächtnisstörungen kann unruhiges Umherwandern entstehen. Angehörige berichten, wie Demente immer wieder versuchen, die Wohnung zu verlassen, weil sie nach Hause wollen. Alle Fenster sind aus diesem Grund zu sichern, um ein Aussteigen und einen Unfall zu vermeiden. Die Wohnungstür sollte nachts verschlossen sein. Gut sind Demenzbetten, die bis zum Boden gehen.

Freiheitsentziehende Maßnahmen werden im häuslichen Bereich anders gewertet als im Heim oder in Anstalten und Kliniken.

Freiheitsentziehende Maßnahmen unter rechtlicher Sicht

Nach § 1906 BGB Abs. 1 ist eine Maßnahme zur Unterbringung des Betreuten, die mit Freiheitsentziehung verbunden ist, nur zulässig, wenn und solange sie zum Wohl des Betreuten erforderlich ist.

Auch dann ist eine solche Unterbringung nur mit Genehmigung des Vormundschaftsgerichtes zulässig; in dem Falle, dass mit einem Aufschub der Unterbringung Gefahr verbunden ist, ist die erforderliche Genehmigung unverzüglich nachzuholen

Diese Regelungen gelten nach § 1906 BGB für eine Unterbringung in einer Einrichtung zur Betreuung des betreffenden Personenkreises.

Nach § 1906, Abs. 4 BGB betreffen diese Regelungen auch sogenannte unterbringungsähnliche Maßnahmen wie Freiheitsentziehung »durch mechanische Vorrichtungen, Medikamente oder auf andere Weise über einen längeren Zeitraum oder regelmäßig«.

Eine Unterbringung liegt vor, wenn der Betreute gegen seinen Willen oder bei Willenlosigkeit in einem räumlich abgegrenzten Bereich eines geschlossenen Krankenhauses für eine gewisse Dauer festgehalten und sein Aufenthalt ständig überwacht und die Kontaktaufnahme mit anderen Personen außerhalb des Bereiches eingeschränkt wird.

Hierzu zählen:

• Unterbringungsähnliche Maßnahmen: Abschließen des Zimmers, der Station, des Hauses (tagsüber); Trickschlösser oder Zahlenkombinationen an Türen oder Aufzügen; schwergängige Türen; Täuschung (Tür ist angeblich verschlossen oder als Fenster getarnt)

Eine unterbringungsähnliche Maßnahmen liegt vor, »wenn dem Betreuten, der sich in einer Anstalt, einem Heim oder einer sonstigen Einrichtung aufhält, ohne untergebracht zu sein, durch mechanische Vorrichtungen, Medikamente oder auf andere Weise über einen längeren Zeitraum oder regelmäßig die Freiheit entzogen werden soll«(§ 1906 Abs. 4 BGB).

Hierzu zählen:

• Schutz- und Fixierdecke, Leibgurt im Bett oder am Stuhl, Fixierung der Arme; Hände, Beine; Bettgitter; Stecktisch am Stuhl; psychischer Druck (z. B. durch Drohung) oder psychischer Zwang; Verbot, das Zimmer, die Station oder das Haus zu verlassen; Verabreichung von Medikamenten, die in erster Linie das Weglaufen der Betroffenen verhindern sollen und damit freiheitsentziehend sind

Eine Genehmigungspflicht für unterbringungsähnliche Maßnahmen entfällt, wenn und solange der Betreute damit einverstanden ist, also die Tragweite der Maßnahme und die seines Einverständnisses erkennt (Voraussetzung der Einwilligungs- und Einsichtsfähigkeit).

Sie entfällt auch, wenn diese Maßnahmen nur für kurze Zeit (2-3 Tage) oder unregelmäßig bei Bedarf (z. B. Bettgitter nach einer Operation oder während eines Fieberanfalles) angewandt werden.

Strittig ist in der juristischen Literatur die Frage, ob der Begriff der »sonstigen Einrichtung« gemäß § 1906 Abs. 4 BGB auch die eigene Wohnung umfasst.

Das LG München I (Beschluss vom 07. 07. 1999, 13 T 4301/99, BtPrax 1999, 242=NJW 1999, 3642=FamRZ 2000, 1123) vertritt die Meinung, dass eine sonstige Einrichtung auch die eigene Wohnung sein kann, so dass in dem Falle, dass die betroffene Person ausschließlich von fremden, ambulanten Pflegekräften versorgt werde, das zeitweise Absperren ihrer Wohnungstür als beschränkte Freiheitsentziehung der vormundschaftsgerichtlichen Genehmigung bedarf.

Das BayObLG (Beschluss vom 04. 09. 2002, 3 Z BR 132/02, BtPrax 2003, 37=FamRZ 2003, 325 (LS)) ergänzt dies durch die Aussage »Die Wohnung des Betreuten, der ausschließlich von Familienangehörigen betreut wird, ist »keine sonstige Einrichtung«.
    Daher bestehe dort keine Genehmigungspflicht gemäß § 1906 Abs. 4 BGB für freiheitsentziehende Maßnahmen.

Das LG Hamburg (Beschluss vom 09. 09. 1994, 301 T 206/94, FamRZ 1994, 1619=BtPrax 1995, 31) vertritt die Auffassung, dass der Begriff der »sonstigen Einrichtung« weit auszulegen sei. Für den Fall, dass die eigene Wohnung durch besondere Maßnahmen für den zwangsweise beschränkten Aufenthalt hergerichtet sei, bedürfe ein Aufenthalt in dieser Wohnung der Genehmigung des Vormundschaftsgerichtes.

Das AG Garmisch-Partenkirchen (Beschluss vom 27. 05. 1999, XVII 0365/99, BtPrax 1999, 207) vertritt die noch weitergehende Meinung, dass freiheitsentziehende Maßnahmen auch im Rahmen der Familienpflege der vormundschaftsgerichtlichen Genehmigung bedürfen.

Schumacher (FamRZ 1991, 280, 282) hält den Ausschluss von freiheitsentziehenden Maßnahmen außerhalb von Einrichtungen, insbesondere von Maßnahmen im Rahmen der Familienpflege, aus dem Anwendungsbereich des § 1906 Abs. 4 BGB durch den Gesetzgeber für verfassungswidrig.

Festzuhalten bleibt also, dass der Bereich der Familienpflege in Bezug auf freiheitsentziehende Maßnahmen derzeit eine gesetzlich unzureichend geregelte Grauzone darstellt. Hier bedarf es dringend einer Verbesserung, sowohl, was die rechtliche Stellung der betreuten Personen angeht, als auch, was die praktische Überwachung der Anwendung von freiheitsentziehenden Maßnahmen angeht. Hierbei könnten Überwachungs- und Kontrollmechanismen, wie sie im Rahmen des Kinder- und Jugendschutzes bereits gegeben sind oder noch diskutiert werden, als Beispiele dienen.

Der Werdenfelser Weg

FEM eine neue Sicht bei Fixierungen durch den Werdenfelser Weg:
- Durch die Impulsgebung zu Umgang mit Freiheitsentziehenden Maßnahmen.

Herr Dr. Kirsch (Initiator), zunächst Strafrichter in Garmisch Partenkirchen, er sprach als solcher auch Freiheitsstrafen aus. Als Betreuungsrichter gehörte es später zu seinen Aufgaben, Anträge auf fixierende Maßnahmen, also Einsperren und Fesseln, zu prüfen und gegebenenfalls zu genehmigen.
Diese Situation veranlasste ihn zum Nachdenken über die Maßnahmen der Fixierung. Parallel stellten auch andere mit diesem Bereich Beschäftigte Fragen zur Vertretbarkeit der bis dahin weit verbreiteten Fixierungspraxis.
- In deutschen Altenheimen werden noch viele Menschen fixiert, hier aus der Sorge der Mensch könne stürzen und es kommt zu Regressansprüchen. **Beispiele für Fixierungen sind: körpernahe Fixierungen, Bauchgurte, Gurte an Händen und Füßen, Sedierungen, einsperren, absperren, Wegnahme der Schuhe, Kleidung. Gründe hierfür sind Angst vor Stürzen der Bewohner, Angst vor Haftungsansprüchen, starke Schuldgefühle bei den Pflegekräften.**
- Der Werdenfelser Weg setzt hier als Initiative an, um Fixierungsmaßnahmen auf ein Minimum zu beschränken.
- Die Entscheidungsfindung muss sich verändern. Nicht die Angst vor Haftung sollte maßgebend sein, sondern welche Möglichkeiten bestehen für den Betroffenen mit möglichst guter Lebensqualität

zu leben. Genaue Kenntnisse **der Alternativen** sind nötig. Diese Entscheidung wird auf mehrere Personen verteilt.

- Beispiel: Ein Pflegeheim regt beim Betreuer eine Fixierung an. Zur Entscheidung wird ein erfahrener Verfahrenspflege bestellt. Dieser bringt seine fachlichen Kenntnisse mit ein um mit Pflegekräften, Angehörigen und Ärzten nach möglichen Alternativen zu suchen um einen Nichtfixierungsentscheid zu Wohl des Betroffenen mit zu tragen.

- **Alternativen wären:**
- Geschultes Personal, Wohnraumgestaltung, Böden Beleuchtung, Kleidung, Niederflurbetten, Biographie, andere Zubettgehzeiten, Nachtcafe.
- Das Bewußtsein in Heimen bei Pflegekräften und Angehörigen muss sich ändern, die Würde des Menschen ist unantastbar. Beispiele für gelungene Umsetzung im Buch wären Pflegezentren wie Rupprechtstegen oder Artelshofen.

Durch diese neuen Erkenntnisse entstand ein neues Bewusstsein, Lebensqualität für die vielen Bewohnern in Heimen

1. Humanes und reflektiertes Umgehen mit Fixierungen aller Art,
2. Ziel ist möglichst gute Lebensqualität für Betroffenen
3. Bewusster Umgang mit Fixierungen im Pflegebereich

Eure Sorge fesselt mich, DVD

Vorsicht Gift !

Im häuslichen Bereich unbedingt Chemikalien wegräumen!!! Putzmittel haben oft schöne bunte Etiketten, die optische verlocken.

Putzmittel und Pflegemittel fallen mit bunten Etiketten und farblichen Inhalten ins Auge. Verlockende Farben laden zum Trinken aus der Flasche ein.

Die Fähigkeit des Lesens kann nicht mehr vorhanden sein oder Sinn wird nicht verstanden. Aus diesem Grund sind Putz- oder Pflegemittel sowie alle Gifte (Schneckenkorn) wegzuschließen.

Alle Putzmittel
- Geschirrspülmittel können optisch mit einer Zitrone oder einem Apfel zum Trinken einladen
- Spiritus
- Essigreiniger, der Geruchsinn ist nicht mehr so stark ausgeprägt
- Shampoo
- Haarfestiger
- Toilettenreiniger
- Badeschaum, auch oft in ansprechenden Flaschen
- Haarentfernungscreme wurde schon auf Zahnbürste gedrückt.
- Mottenpulver
- Geschirrspülreiniger
- Tabletten
- Hochprozentiges aus der Hausbar sind gefährlich
- Künstliches Dekorationsmaterial verlockt zum Hingreifen.

Im Garten sollte auf bestimmte Pflanzen geachtet werden
- Eibe
- Liguster
- Maiglöckchen
- Tollkirsche sind hochgiftig, die Beeren laden zum Pflücken ein !!!

Durch einen kräftigen Rückschnitt der Bäume oder Sträucher kann ein Interesse am Beerenpflücken vergessen werden, alle Dinge aus der Blickfeld interessieren nicht.

Bei Vergiftungen Ruhe bewahren, möglichst genaue Angaben von den eingenommen Mengen und Mitteln. Notarzt (112) Giftnotruf 030-19240

Herausforderndes Verhalten

Durch eine unangebrachte Kontaktaufnahme, Bevormunden, drängen sowie laute Ausrufe der Pflegenden können Betroffenen zu herausfordernden Verhaltensweisen provoziert werden. Die veränderte Wahrnehmung des dementen Menschen kann zu Fehleinschätzungen der Situation führen und eine massive Abwehrreaktion hervorrufen. Selbst früher ruhige und freundliche Menschen können durch wegfallende Kontrollmechanismen wesensverändert, wütend und abwehrend reagieren. ,

Angehörige wissen oft, was dem Kranken Angst macht, durch ruhige Ablenkungsmanöver können Situationen sehr häufig entschärft werden.

Frühwarnzeichen sind:
• Drohende Gestik und Körperhaltung
• Kaum Körperdistanz
• Beschimpfung mit drohender Körpersprache

Bei einem Wutausbruch verbal oder tätlich sind auf jeden Fall zu vermeiden:
• Lautes Schimpfen und Korrigieren
• Ein Auslachen oder Lächerlichmachen der Situation bewirkt das Gegenteil
• Ein Festhalten oder Bestrafung
• Angstvolle Reaktion mit lautem Schreien oder Weinen
• Den Betroffenen in die Enge treiben
• Keine Fragen die mit »ja« oder »nein » beantwortet werden können; Gefahr, in die Enge getrieben zu werden.
• Keine komplizierten Fragen
• Keine Ratschläge erteilen
• Keine »Warum-Fragen« – Rechtfertigungen, die nicht mehr gegeben werden können, fördern Eskalation

Bei lautem, herausforderndem Verhalten unbedingt beachten:
• Zimmer verlassen, Ruhe bewahren, bis 10 zählen.
• Beruhigende Sprache in angemessener Tonlage und Tonhöhe

- Aktives Zuhören signalisieren, Kopfnicken.
- Distanz halten
- Die Situation nicht auf sich beziehen
- Ablenkungen, die sich in anderen Situationen bewährt haben, einsetzten. (Kosenamen des Betroffenen, Namen eines Haustieres, der Mutter oder engvertrauter Person nennen)
- Fluchtweg suchen
- In Schulungen gelernte Befreiungsgriffe (Vorträge aus Selbstverteidigung für Frauen bei Angehörigentreffen)
- Nach Gewaltausbrüchen seitens des Kranken mit Hausarzt, Facharzt Rücksprache halten

Sollte ein Klinikaufenthalt nötig werden, darauf drängen, regelmäßig für den Betroffenen sorgen zu können. Die fremde Umgebung wirkt auf Menschen mit Demenz angsteinflößend. Überlastetes Personal kann eine Medikamentenänderung (Sedierung ☞ *. *Kapitel 3, Phase 3. 3) wünschen. Schulungen im Umgang mit Demenz sind leider noch nicht regelmäßige Fortbildungseinheiten für Klinikpersonal.

Durch Überforderung und Abwehr auf beiden Seiten kommt es häufig zur Eskalation, d. h. zu einer Medikamentenänderung. *(#Alzheimer Info S. 12 #Schönhof, 2007)*

Im Rahmen der Qualitätsentwicklung gibt es in allen Kliniken ein Beschwerdemanagement, dieses können und sollen Angehörige nutzen. Fehler können nur abgestellt werden, wenn sie bekannt und benannt werden. Die Forderung nach mehr geschultem Personal im Umgang mit Dementen ist seit langem bekannt.

Wünschenswert ist die Einführung eines Rooming-In für Pflegende Angehörige.

5. 12 Soziale Bereiche des Lebens sichern

Angehörige haben mit Verhaltensänderungen der Betroffenen viel Energie aufzubringen. Bei allen Kontakten die Angehörige mit Freunden und Verwandten pflegen, ist es wichtig, die Würde des Betroffenen zu achten. Die Betroffenen haben eine große Sensibilität für Stimmungen. Pflegende sollten sich immer die Frage stellen: »Ist die Umgebung oder die Aktion, die dem Betroffenen geboten wird, auch gut für ihn«.

So gut Ausflüge, Familienfeste, Kirchweih, Schützenfest, Faschingsfeiern auch gemeint sind, sie wirken absolut angsteinflößend und verunsichernd auf den Betroffenen, der ein festes, gut strukturiertes, wertschätzendes Umfeld braucht. Betroffene fühlen sich in einer fortgeschrittenen Phase der Demenz ständig bedroht, deshalb sind alle Aktivitäten, die von dem Betroffenen nicht mehr eingeordnet werden können, zu unterlassen.

Dosieren der Besuche ist sinnvoll, weniger ist mehr, ein bis zwei Personen bei einer behutsamen Kontaktaufnahme sind akzeptabel. Reizüberflutung ist zu vermeiden.

Im Heim:

Sämtliche Großveranstaltungen mit vielen Menschen, Musik und Trubel sind für Menschen mit Demenz kontraindiziert. Hier haben sich kleine Treffen in gut überschaubaren Räumen bewährt, in denen Kaffeetrinken, Maibowle, Erdbeerfest oder Rosenfest bewährt. Dauer: circa 45 Minuten, 7 – 10 Personen. Seniorenaktivierung kompakt, M. Hammerla, C. Keller Schlütersche 2012.

Persönliches Hobby weiter pflegen, 1 x wöchentlich eine andere Umgebung, Entspannung geben Kraft für die nächsten Pflegetage

5. 13 Mit existenziellen Erfahrungen des Lebens umgehen.

Trotz aller Defizite haben Menschen mit Demenz ein ganz feines Gespür für Stimmungen.

Vertrösten, logisches Argumentierten helfen hier gar nichts. Die Angst, alleine gelassen zu werden, drücken Kranke immer wieder aus. Die Fähigkeit, die Uhr zu kennen, zu wissen, warten zu müssen geht verloren. Der Betroffene empfindet die Angst, wenn er sie ausdrückt.

Ironie und Sarkasmus sind für Menschen mit Demenz nicht mehr verständlich.

Durch die einsetzende Zeitverschiebung wollen demente Menschen oft heim zu Mutter oder Vater, vielleicht werden auch ganz frühe Wohnorte genannt. Da es sich um krankheitsbedingte Äußerungen handelt, ist es zwecklos, die Aussagen zu korrigieren.

Oft sind Angehörige verzweifelt, wenn der demente Mensch nach Hause möchte, obwohl sie zu Hause sind.

Kontakt zu Hospiz aufnehmen, für die spätere Zeit sind Besuche vom Hospiz eine große Entlastung.

Kapitel 6

6. Phase

Einführung in die 6. Phase

Die Konzentration ist kaum möglich, eine gestellte Frage bzw. eine Bitte an den Betroffenen wird umgehend vergessen.

Regeln existieren nicht, der Demente folgt, wenn er kann, seinen eigenen Impulsen. Diese können Hunger sein, bestimmte Gegenstände nehmen wollen, die ihn gerade interessieren, die aber genauso schnell vergessen werden. Schwere kognitive Leistungseinbußen sind hier zu bemerken. Der Bezug zur Realität geht verloren. Der Verlust über die Kontrolle von Blasenentleerung und Stuhlgang ist möglich. Für pflegende Angehörige ist fachgerechte Unterstützung jetzt immer wichtiger, Tagespflege und Selbsthilfegruppen werden hier empfohlen. Zu Hause sind Hilfen bei der Pflege und Betreuung des Kranken jetzt nötig und hilfreich. Kap. 4. Phase 4. 12.)

6. 1 Kommunizieren

In Sätzen zu sprechen ist nicht mehr möglich. Antworten werden in zwei oder drei Wörtern mitgeteilt. Manchmal wird nicht mehr reagiert. Nonverbal wird reagiert, Angehörige werden bei Besuchen angelächelt, das bedeutet, die Sprachmelodie wird erkannt.

Bei der Kontaktaufnahme langsam, freundlich sprechen. Kurze Sätze. Keine Fragen stellen, in denen verschiedene Antworten möglich sind. Aus Biographie sollten folgende Kenntnisse bekannt sein:
- Wurde Dialekt gesprochen?

- Wie war der Ruf- oder Kosenamen?
- Gab es bestimmte Rituale oder Gebete oder Redewendungen?
- Wertschätzende Kommunikation immer mit einsetzen: »Schön, dich zu sehen«.
- Bei Kontaktaufnahme wichtig:
  - Langsam und ruhig auf den Dementen zugehen
  - Blickkontakt herstellen
  - Begrüßung soll freundlich und deutlich erfolgen
  - Ruhe und Geduld vermitteln – Ungeduld überträgt sich!
  - Ruhige Bewegungen geben Sicherheit
  - Freundlichkeit bewirkt Vertrauen

> Die Sprache wird immer weniger, oft kann der Betroffene nur noch wenig Wörter mitteilen.

Langsam und freundlich sprechen. Wenig Wörter benutzen. Lange Sätze können nicht begriffen werden.

6. 2   Sich bewegen

Bewegungen werden auf Anweisung nur noch teilweise ausgeführt. Alle Anweisungen sind schnell vergessen.

Die Bewegungen sind sehr langsam, der Körper kann zur Seite oder nach vorne geneigt sein. Der Gang ist kleinschrittig. In dieser Phase gehen die Dementen ruhelos hin und her, schieben Stühle, tragen Gegenstände weg, lassen sie fallen. Nicht alleine aus dem Haus gehen lassen. Beim Mitgehen nicht sprechen, dies lenkt ab. Solange der Betroffene noch laufen kann, soll er es auch tun. Hier sind dringend Sturzhosen empfohlen.

Bei allen Fixierungen im Bett oder Rollstuhl muss die Tatsache bewusst sein, dass Körper und Seele unter Fixierung leiden. So wenig wie möglich fixieren. Nur in akuten Notfällen, wenn Gefahr in Verzug ist, freiheitsentziehende Maßnahmen sind genehmigungspflichtig. .

Tipp bei Fahrten mit dem Rollstuhl:
Der Rollstuhl muss der Körperform angepasst sein.
- Immer Fußstützen bei Ausflügen anbringen
- Im Rollstuhl Sicherheitsgurt anlegen, bei abschüssigem Gelände kann der Gefahrene ansonsten nach vorne herausrutschen
- Bremsen überprüfen
- Zusätzliche Bremsen an den Schiebegriffen sind von großer Wichtigkeit, wenn viel abwärts gefahren wird, Sanitätshäuser informieren gerne
- Rollstühle können mit Schieb- und Bremshilfe umgerüstet werden. Der Arzt stellt ein Rezept aus, ein Sanitätshaus baut es nach Genehmigung der Kasse ein.
- Für Fahrten bergauf kräftige Person beauftragen, eine 80-jährige Ehefrau wäre am Hang mit ihrem Ehemann überlastet!
- Beim Aussteigen Fußstützen entfernen und Bremsen einlegen
- Für Fahrten im Winter warm anziehen
- Bei Fahrten im Sommer Sonnenhut, Sonnenbrille und Sonnencreme nicht vergessen

Im Heimbereich:

Multifunktionsrollstühle wurden bisher häufig von den Kassen abgelehnt, da die aktive Teilnahme der Demenzkranken am Heim-Gemeinschaftsleben nicht mehr möglich war. Auf diesen Missstand wurde im Rahmen der Gesundheitsreform reagiert (§33 I SGB V). Bei einer Ablehnung ist ein Neuantrag mit dem Hinweis auf die Gesetzesänderung zu stellen. *(#Schöndorf, B. Alzheimer Info. Berlin 3/07)#*.

Bei Stürzen:

Ansprechen des Gestürzten; ist Betroffener ansprechbar, fragen, ob etwas weh tut, beruhigen. Nach Verletzungen oder anders liegenden Extremitäten schauen, liegt Fuß oder Hand verdreht? Liegt keine sichtbare Verletzung vor, den Gestürzten auf den Vierfüßlerstand bringen (Knie und Hände). Vor den Oberkörper einen Stuhl schieben, davor stellen und eine Hand auf die Sitzfläche des Stuhles legen lassen, zweite Hand folgt, langsam aufrichten lassen. Ist diese Handlung nicht möglich, durch Notruf Hilfe holen. Rettungsleitstellen helfen schnell und fachkundig. Den Betroffenen ein Kissen unter den Kopf legen, eine Decke überlegen und beruhigen. Bei Bewusstlosigkeit in stabile Seitenlage bringen, liegende Schulter vorziehen, Kopf zur Seite drehen, Kinn nach oben, Mund erdwärts, Rücken stützen, obenliegendes Knie anwinkeln und als Stütze verwenden. Hilfe rufen, Sanitäter.

6. 3   Vitale Funktionen

Als Folge der Schädigungen, die krankheitsbedingt im Gehirn eingetreten sind, kann es zu Anfällen kommen, diese werden durch elektrische Entladungen zahlreicher Nervenzellen hervorgerufen. Diese Anfälle sind selten gefährlich, machen Pflegenden aber Angst. Die Anfälle äußern sich sehr verschieden. So können sie mit Bewegungen des Armes, der Hand, mit Zähneknirschen oder stockendem Atmen einhergehen, auch kurze Ohnmachtsanfälle werden beschrieben. Nach ärztlicher Abklärung kann der Pflegende folgende Maßnahmen ergreifen. ☞ *. *Kap. 3 Phase 3. 3

- Ruhe bewahren, Anfall kommt und geht
- Auf Verletzungsgefahr achten (Möbel verschieben wenn möglich, Kissen an den Kopf)
- Gegenstände, die fallen könnten wegräumen
- Enge Kleidung lockern, wenn möglich

- Nach Anfall Atmung prüfen
- Falls keine Atmung fühlbar, Kinn hoch und Stirn nach hinten
- Bei Speichelfluss Kopf sanft zur Seite, damit Speichel abfließen kann
- Wenn der Betroffene wieder zu sich kommt, beruhigen, da Angst, Unruhe oder Abwehrhaltung auftreten können
- Etwas zu trinken anbieten, gemütlichen Sessel anbieten, ablenken.
- Information an den Hausarzt, um Medikamente abzuklären.

Hier sind genaue Beobachtung der Körperhaltung und Mimik wichtig. Der demente Mensch kann Missempfindungen oder Schmerzen nicht mehr mitteilen.

Auf Blässe, Müdigkeit achten; es kann eine Anämie vorliegen, Information an den Hausarzt.

Jede Infektion kann den Stoffwechsel auch im Gehirn zum Entgleisen bringen.

Verbrennung und Verbrühung

Maßnahmen:
- Betroffenen beruhigen, von Kleidung und Schmuck auf der Wunde befreien
- Betroffene Hautstelle so lange es möglich ist, am besten 10 Minuten, unter kaltes laufendes Wasser halten
- Leicht abdecken, Kompressen oder ein gebügeltes Geschirrtuch
- Keine Salben, Sprays oder Puder auf die Brandwunde
- Hilfe holen, Arzt rufen oder in die Notaufnahme fahren
- Impfpass mitnehmen (Tetanus)

6. 4   Sich pflegen

Betroffene können die Körperpflege nicht mehr alleine bewältigen. Die Körper- und die Mundpflege gestalten sich nach Auskunft der Angehörigen zunehmend schwieriger und sind nicht immer erfolgreich. Bei Ablehnung haben sich kurze Wartezeiten zwischen den Versuchen bewährt. Pflegende Angehörige profitieren von Pflegekursen, die bei Wohlfahrtsverbänden regelmäßig angeboten werden, häufig mit der Möglichkeit, den Betroffenen in dieser Zeit zu betreuen.

Vermittelt werden:
- Techniken für rückenschonendes Arbeiten theoretisch und praktisch
- ◆ Sichere Grätsch- und Schrittstellung, geeignetes Schuhwerk
- Arbeiten mit einer Pflegekraft koordiniert
- Richtige Arbeitsweisen, wie Betten des Kranken, die Essenseingabe, Waschen des Betroffenen, richtiges Wechseln der Vorlagen, Umgang mit Katheter
- Erlernen beim Tragen von Lasten, körpernah halten, erst anheben – dann drehen. *#(Köther I. , Gnamm E. : Altenpflege in Ausbildung und Praxis, Thieme 1995, S. 260, #*

Zu Hause wird die Grundpflege mit einer Pflegekraft vom Sozialdienst leichter, da diese alle Pflegehandlungen gut unterstützt. Die Badegewohnheiten von früher anbieten, am Abend ist ein Bad entspannend. Kräuterzusätze verwenden, die bekannt sind.

Tipp:
- Badesalz, Kernseife, Lavendel- oder Maiglöckchenseife waren früher beliebt
- Einreibungen der Beine und Füße im Sommer. Wenn dies toleriert wird, auch des Rückens mit Franzbranntwein, dieser kühlt angenehm und wurde früher gerne benutzt
- Ein Fußbad mit Senfsamen wärmt die Füße im Winter angenehm, lässt vor dem Schlafengehen gutes Körpergefühl entstehen

Bei der Grundpflege nur wenig sprechen, Waschlappen für oben
reichen und diesen benennen. »Waschlappen für das Gesicht« usw.

6. 5   Essen und trinken

Essen und Getränke werden nicht mehr erkannt. Umgang mit Besteck ist
nicht mehr möglich. Bei der Essensaufnahme sind alle störenden Nebengeräusche zu vermeiden. Hier möglichst vor dem Betroffenen sitzen.

Die Essenseingabe erfordert viel Geduld, Der Löffel zur Nahrungseingabe
sollte nicht zu groß gewählt werden. Die Nahrungsmittel sollten eine ähnliche Konsistenz aufweisen. Die Nahrung wird von dementen Menschen im
Mund herumgeschoben das Herunterschlucken vergessen. Kleinere Nah-
rungsteile(Nüsse, Tabletten) werden ausgespuckt.

Wichtig bei der Essenseingabe:
- Oberkörper aufrecht, sitzende Haltung, Becken 90° gebeugt
- Allgemeine Hygienebedingung beachten (Hände)
- Ein Mundtuch, möglichst groß umlegen, mit Bändern befestigen (Latz)
- Verbal Signal geben: »Mutter, dein Essen oder Frau X, Ihr Mittag-
  essen, Mahlzeit.
- Löffel füllen, in die Hand geben und leicht gegen den Unterarm
  tippen, so wird der Löffel noch eine gewisse Zeit selbständig zum
  Mund geführt und geleert
- Reicht diese Hilfestellung nicht mehr aus, Essen langsam eingeben
- Kleine Portionen
- Kleine Löffel zur Essenseingabe
- Zeit lassen, es dauert sehr lange bis ein Teller geleert ist und ein
  Tasse ausgetrunken (*#Wärmegeschirr, Fa. Senio, 07/08, S. 102, Fa.
  Wehrfritz, S. 247. #*)

- Störfaktoren ausschalten, da die Konzentration stark herabgesetzt ist
- Essenseingabe in Augenhöhe mit dem Essenden, nicht von hinten oben
- Beim Essenreichen Mund selbst öffnen, Nachahmeffekt wirkt meistens. Für den Pflegenden ist dies anfangs recht komisch, führt aber zum Erfolg
- Auch wenn Betroffener abwehrt, warten und nach einigen Minuten wieder anbieten
- Keinen Schnabelbecher (☞ *. *Kap. 7, Phase 7. 5) verwenden! Große Tasse oder Becher mit weiter Öffnung dem Betroffenen selbst geben, auf eigenen Impuls achten. Geduld haben, kein Drängen, keine Ablenkungen.
- Auf Kehlkopfbewegung achten, wird Bissen geschluckt
- Zum Trinken Tasse oder Plastikbecher mit großer Öffnung zum Selbsttrinken reichen. So lange es möglich ist, selbst trinken lassen
- Essenseingaben sind Chefsache, eine Fachkraft muss die längere Zeit für die Nahrungsaufnahme fachlich vertreten, nur so entsteht Lebensqualität für den Menschen mit Demenz (Fallbesprechungen im Team helfen)

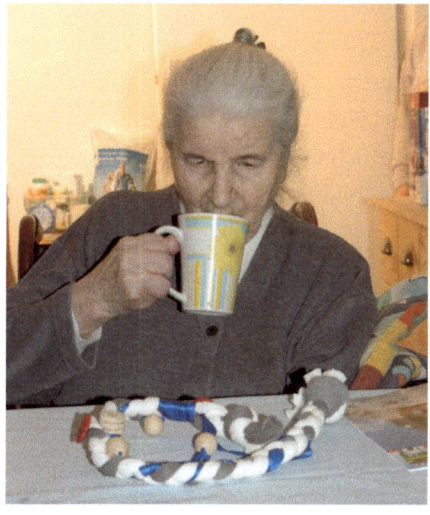

Abb. *. *: Kap. 6 Bild 6. 1 Ediths Mutter Trinkhaltung

- Nach der Nahrungsaufnahme noch aufrecht sitzen lassen, Mundpflege durchführen
- Betroffenen nicht alleine lassen
- Bei Verschlucken Ruhe bewahren, Zellstofftücher und Gefäß zum Ausspucken bereit halten

Es sollten Lieblingsspeisen angeboten werden. Fingerfood (☞ *. *Kap. 6 Phase 6. 5.), appetitliche Häppchen, Pralinen, Schokoladenstückchen Stückchen Obst (Banane, Erdbeeren usw.) hochkalorische Trinknahrung in Tassen, eigenes Geschirr im stationären Bereich wirken Wunder. **Expertenstand Ernährung, www. dnqp. de**

Schluckstörungen

- Trinkhalme erleichtern die Aufnahme von Flüssigkeit, wenn es noch umgesetzt werden kann, da ein Saugen am Halm meist noch lange möglich ist.
- Andickmittel sind dringend zu empfehlen (Auskunft: Apotheke und Ernährungsberatungen)
- Richtige Essposition (siehe Essenseingabe oben)
- Auf gut sitzende Prothese und sanierte Zähne achten. Schmerzen werden nicht geäußert.
- Bei der Nahrung darauf achten, dass die Konsistenz homogen ist, keine unterschiedlichen Fließgeschwindigkeiten aufweist, z. B. Himbeerkompott, Nudelsuppe, Weintrauben, Müsli

Signale

Signale für Schluckstörungen

- Häufiges Verschlucken, Husten, Niesen, Räuspern beim Essen, Trinken oder Speichelschlucken
- Belegter, feuchter, gurgelnder Stimmklang

- Raue Stimme
- Mund bleibt geschlossen
- Nahrung, Speichel fließt aus dem Mund
- Stark verzögertes, langsames Kauen
- Nahrungsrückstände bleiben im Mund oder in den Wangentaschen stecken
- Das Essen wird ausgespuckt
- Das Kehlkopfheben fehlt oder tritt verzögert ein
- Kontakt zu Hausarzt, HNO und Logopädie aufnehmen.

(# Prof. Dr. Johannes W. Kraft, Zentrum für Geriatrie, Coburg#)

Unspezifische Signale:

- Fieber, Lungenentzündung, Exikkose, Nahrungsverweigerung, deutlicher Gewichtsverlust (Angehörige und Ärzte sollten sich beraten, ob das Legen einer PEG-Sonde erforderlich ist, wenn keine Vorsorgevollmacht vorliegt, die eine Regelung festlegt)

Tipp: Mit dem Hausarzt abklären, ob Subkutaninfusion zu legen ist. ☞ *. *Kap. 7 Phase 7. 5

6. 6   Ausscheiden

Eine große psychische Belastung ist für die Pflegenden das Regredieren des dementen Menschen in frühkindliche Stadien. (Betroffener schmiert mit Kot, Vorlagen überall herausgezogen werden, uriniert an unangemessenen Orten, weil er vergessen hat, wo die Toilette und ein spontanes Entleeren sofort umgesetzt wird. Pflegende sind größten Belastungen ausgesetzt, weil erzieherische Maßnahmen nicht mehr greifen, und vom Betroffenen nicht mehr verstanden werden. Durch Schimpfen können Angstgefühle beim Menschen mit Demenz ausgelöst werden, da er die Situation nicht mehr erfasst. Harn-und Stuhldrang können nicht mehr mitgeteilt werden, sind daher häufig durch Unruhe für Angehörige oder Pflegende erkennbar. Die Pflegenden sollten regelmäßig Toilettengänge, möglichst zur gleichen Zeit durchführen, z. B. früh nach dem Aufstehen, nach den Frühstücken, nach dem Mittagessen und am Abend vor dem Zubettgehen. Zudem sollten spezielle Inkontinenzartkel verwendet werden.

Auskünfte erteilen die Hausarztpraxen, Sanitätshäuser und Apotheken.

Die Frage nach einem Katheder muss sehr genau abgewogen werden. Überwiegend wird daran manipuliert und oft gezogen. Harnwegsinfekte sind die Folgen.
Siehe Expertenstandard« Kontinenz förden«, www. dnqp. de

Regelmäßige Toilettengänge immer zu gleichen Zeiten, früh nach dem Aufstehen, nach dem Frühstücken, nach dem Mittagessen und am Abend vor dem Zubettgehen haben sich bewährt.

Bei Inkontinenz haben sich Vorlagen oder Pants aus Zellstoff bewährt, die nach der Grundpflege als Vorlage einzulegen ist. Bei Nässe kann diese nach dem Toilettengang weggeworfen werden. Die Pants oder Vorlagen werden tagsüber getragen, für die Nacht gibt es spezielle Systeme.

Bei plötzlich auftretender Obstipation (Verstopfung) können mögliche Ursachen sein:
- Bewegungsmangel
- Andere Medikamente
- Flüssigkeitsmangel
- Ballaststoffarme Ernährung
- Hochfieberhafte Erkrankung

Auftretende Obstipation wird oft nicht bemerkt, für den Betroffenen ist es ein großes Leid. Hier sind konsequente Versorgung mit Brottrunk und Flohsamen in der Flüssigkeit hilfreich.

Zum Stuhlgang möglichst auf den Nachtstuhl oder Toilette setzen, da Druck auf den Darm das physiologische Entleeren fördert- bitte nie alleine auf Toilette lassen! Sturzgefahr ist sehr groß.

Überwiegend häufig neigen Frauen wegen mangelnder Intimhygiene zu Harnwegsinfekten. Hier ist es sinnvoll bei den ersten Zeichen vor Trübung oder konzentriertem Geruch eine Urinprobe zum Testen in die Praxis des Hausarztes zu schicken und diesen zu informieren.

6. 7   Sich kleiden

Komplette Übernahme durch Pflegende, nicht viel reden, immer in der gleichen Reihenfolge reichen und anziehen. Für Menschen mit Demenz ist es Schwerstarbeit, den Anweisungen zu folgen »Arme hoch, Bein heben«. Gespräche beim Ankleiden sind eine Überforderung. Für Frauen bequeme Hosen besorgen, diese halten die Beine warm.

Keine engen Stümpfe oder Socken. Solange gelaufen wird, gute Schuhe anziehen.

6. 8   Ruhen und schlafen

Der Tag-Nachtrhythmus bei Menschen mit Demenz verändert sich. Dies führt dazu, dass der Betroffenen nicht nur tagsüber, sondern insbesondere auch nachts starken Bewegungsdrang verspürt. Aus diesem Grund sind die Türen nachts zu verschließen und der Schlüssel außer Sicht aufzuhängen.

(z. B. rechts oben am Türrahmen). Treppen können durch Türen gesichert werden. Zum Auffinden des Bettes sollte ein Nachtlicht (zum Einstecken in die Steckdose leuchten).

Im häuslichen Bereich sind spezielle Pflegebetten, die bis auf den Boden herabgelassen werden können, sehr selten anzutreffen. Sonstige Pflegebetten sind hingegen häufige vorhanden. Die Betten sollten so niedrig wie möglich gestellt werden und eine Matratze vor das Bett gelegt werden. In den meisten Fällen bleiben die betroffenen im Bett liegen, Alle zusätzlichen Kissen und vertraute Kuscheltiere ect. sollten belassen werden. Die vermittelt Sicherheit und Geborgenheit.

Eigene Fernsehsessel zum Lagewechseln eignen sich gut zu Entspannen tagsüber

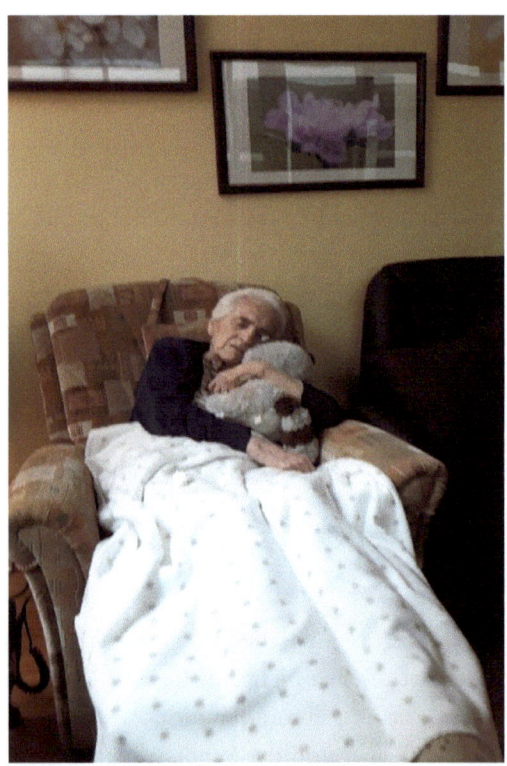

Heim:

Ist der Betroffene im Bett sehr unruhig, sollte darauf geachtet werden, die Abendstunden angenehm ruhig zu gestalten. Spätere Zubettgehzeit wählen, am Bett sitzend eine Geschichte vorlesen, ein Nachtgebet sprechen, zum Festhalten ein weiches Kuscheltier in den Arm legen, zur Körperbegrenzung eine Kissenschlange um den Körper legen, diese kann Geborgenheit vermitteln. Regelmäßige Kontrollgänge in der Nacht mit sanften beruhigenden Worten, kein grelles Licht, kein lautes Rufen, kein lautes Wagenschieben in der Nacht.

(# Pflegeplanung für Menschen mit Demenz# Messer, 2004)

Demenzbetten sind im Heimbereich sinnvoll, weil die Umgebung für Betroffene nachts fremd sind. Die Gefahr, aus dem Bett zu stürzen, ist sehr groß. Demenzbetten werden nach anfänglicher Skepsis immer mehr von den Pflegenden akzeptiert. Pflegende merken, dass weniger Beruhigungsmittel benötigt wird, weitaus weniger Köperfixierung eingesetzt werden muss. Anfangs beschreiben Pflegende den Gedanken, den Menschen auf dem »Boden« schlafen zu lassen, als befremdet. Diese andere Art des Schlafens benötigt weniger Beruhigungsmittel und erspart die Fixierungen in aller Regel.

Der Kostenfaktor schreckt die Heimleitung oft vor der Investition dieser Betten ab. Hier können Qualitätszirkel helfen, da die Not der Pflegenden an der Basis ernst genommen werden sollte.

(#Stiegelmeyer oder Völker #)

6. 9   Sich beschäftigen und Tagesstruktur

Zunehmende Unruhe tritt vermehrt auf oder ein Nesteln, teilnahmsloses Dabeisitzen.

Motorisch ist Betroffener mehr eingeschränkt, schreiben und sticken, stricken, basteln (sofern es früher getan wurde) können nicht mehr ausgeführt werden.

Die Konzentration ist stark herabgesetzt, ein Zuhören ist noch für kurze Zeit möglich.

Bekannte Musik/Texte für ca. 10- 15 Minuten vorspielen.

Je nach Befindlichkeit des Betroffenen Beschäftigung individuell gestalten. Ist Unruhe groß und Hin- und Herlaufen nicht abzustellen, dem Bewegungsdrang nachgeben. Nach möglichen Ursachen forschen. Grundsätzlich sollte dem Bewegungsdrang nachgegeben werden.

Ist der Betroffene verhalten, zurückgezogen auf dem Sessel oder Sofa, kann durch eine beliebte Musik oder einfache Reize (Hauskatze, Zureichen eines vertrauten Gegenstandes) Aufmerksamkeit erzeugt werden. Ein Luftballon wirkt Wunder

Akustische Angebote

- Kirchenlieder, Gebete sprechen
- Operettenmelodien, Volkslieder, Opernarien
- Gedichte langsam vorlesen
- Tierstimmen

Je nach Biographie die Geräusche wählen

Olfaktorische Angebote

Gerüche, Aromatherapie nach Biographie, richtige Dosierung. Fachkraft, die über eine Zusatzausbildung und Erfahrung verfügt, sollte die Zusammenstellung wählen. Geruch kann angenehm sein, wenn etwas nicht gerne gerochen wird, ist es eine Form der Gewalt. Menschen mit Demenz können sich nicht wehren.

Visuelle Angebote

Farben sollten ebenso sensibel angeboten werden wie Düfte. Farben haben Einfluss auf Menschen. Dieses Wissen ist gut überlegt und genau dosiert einzusetzen.

Taktile Angebote

Gegenstände in die Hand geben, je nach Beruf
- Bäuerin: Kartoffeln
- Schmied: Nägel, Hammer
- Schreiner: Hobel
- Schneiderin: Stoffe
- Alle Personen reagieren freudig über ein Ballspiel mit einem leichten Schaumstoffball oder einem Luftballon.

Im Mobilisierungsstuhl im Sessel oder im Bett Kopfteil erhöht, Gegenstände langsam nach und nach reichen:

Betreuungsperson sitzt Betroffenem gegenüber, reicht ihm langsam einige Gegenstände, diese können sein:
- Faustgroße Steine rufen Erstaunen hervor
- Große Gänsefedern und Daunenfedern, können auch weggeblasen werden, dies sorgt für Erheiterung
- Tannenzapfen oder Kiefernzapfen fühlen sich gut an, lassen sich gut greifen
- Holzkugeln (2-4 cm großer Durchmesser)
- Große Knöpfe
- Obst oder Nüsse
- Im Winter eine Schüssel Schnee

Die Betroffenen Personen mit losen Gegenständen nicht alleine lassen, Zeit zum Begreifen lassen, wenn sich Blick abwendet und eine Unkonzentriertheit einstellt, freundlich verabschieden. Täglich wiederholen.

Bei Bettlägerigen haben sich **Greifzöpfe (patentiert)** bewährt. Die Zöpfe sind dick genug, um gut zu greifen, im Zopf können bunte Bänder, Holzkugeln, Glöckchen eingearbeitet sein. Greifzöpfe müssen sicher verarbeitet sein, damit sie nicht reißen und keine Kugeln ect. verschluckt werden. Betroffene greifen, ziehen dran bis Konzentration nachlässt, dann sind Greifzöpfe zu entfernen. Je nach Wachheit des Bettlägerigen können 2-3 mal täglich Greifzöpfe aufgehängt werden. Greifzöpfe fördern die Beweglichkeit der Hände, beüben Muskeln im Schulter-, Arm-, Brust-, Bauch- und Nackenbereich. Bad Rodach Firma Wehrfritz

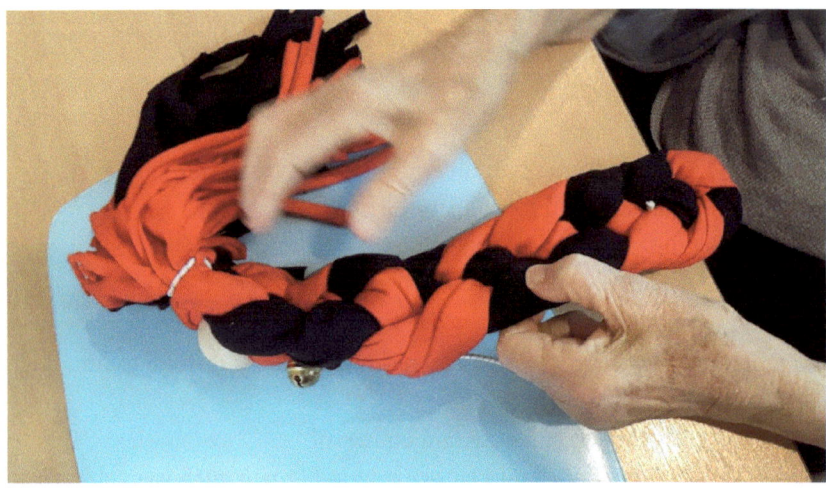

Eigenimpulse der Kranken nutzen: Hin- und herschieben, tragen und räumen lassen.

Gartenbereich

In dieser Phase der Erkrankung bei innerer Unruhe mit gesteigertem Bewegungsdrang sollte, wenn möglich, die Größe des Gartens und Vielfalt der Wege den Bedürfnissen angepasst werden. ☞ *. *(Kap. 2. Phase 2. 9.)

Im Heimbereich:

Tiere im Heimbereich sollten an Menschen gewöhnt sein. Alle Tiere müssen regelmäßig untersucht und geimpft sein.

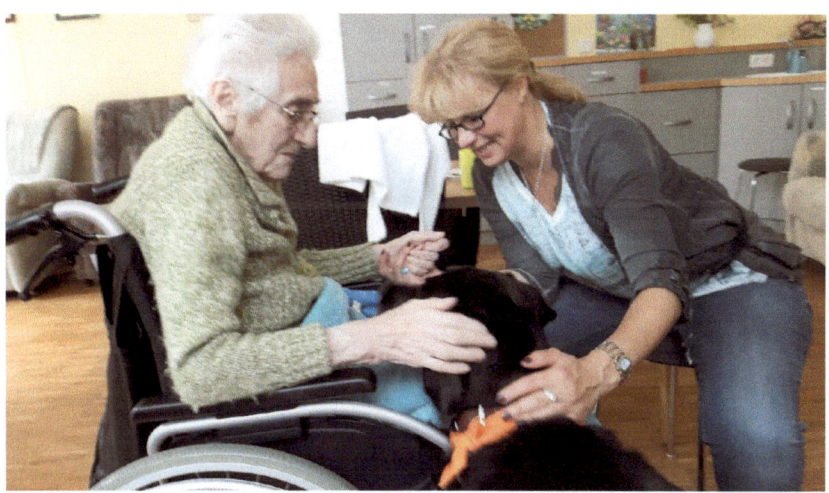

Bei fortgeschrittener Demenz können Plüschtiere angenommen und geherzt werden.

Puppen können angeboten werden, die Biographie sollte hier wieder ein Schlüssel zur Persönlichkeit des Betroffenen sein, bei einer positiven Wirkung sind Beruhigung und Entspannung zu erkennen. Angehörige und Pflegekräfte sind anfangs befangen, ob einem verwirrten, alten Menschen ein Stofftier oder eine Puppe gereicht werden kann. Nach einem Ausprobieren wird schnell ersichtlich, ob Puppe oder Stofftiere angenommen werden oder nicht, hier entscheidet nur der Mensch mit Demenz.

6. 10 Sich als Mann /Frau fühlen und verhalten

Der Partner wird noch erkannt, dies ist an Mimik wie einem Lächeln erkennbar. Handlungen oder Gespräche sind nicht mehr möglich. Pflegende
beschreiben es als sehr schmerzhaft, wenn die Möglichkeit des Austausches
entfällt und der Partner als solcher nicht mehr existiert. Dies bedeutet für
den Angehörigen einen langsamen Abschied, den er für sich alleine verar-
beiten muss.

Neben der psychischen Belastung kommen Fragen aus finanziellen, rechtlichen, praktischen Bereichen auf den Pflegenden zu.

Das Kuratorium Deutsche Altershilfe (KDA) hat in einer Untersuchung
herausgefunden, dass in der Öffentlichkeit das Wissen über Dienstleistungs-
angebote sehr gering ist. Überwiegend in ländlichen Regionen bestehen
große Defizite im Versorgungsbereich gerade für pflegende Angehörige mit
Demenzkranken. Für die Betreuung von Demenzkranken im häuslichen
Bereich ist es unerlässlich, bedürfnisorientierter, flexibler und geschulter zu
arbeiten. *(#Pflegende Angehörige in Deutschland Meyer2006#)*

Für das Heim:

Viele Angehörige kommen täglich in das Heim, um zu helfen. Als Spezialisten wissen sie um Nahrungsaufnahme und Pflegegewohnheiten der
Betroffenen.

Es empfiehlt sich, Angehörige mit einzubeziehen. Vertraute Personen
und deren Stimmen wirken beruhigend. Von der bekannten Biographie
der Bewohner bis zu individuellen Vorlieben beim Essen – angewandte und
bewährte Pflegetipps können durch Angehörige im Pflegealltag mit einge-
bracht werden und zu einem entspannten Arbeiten beitragen. Angehörige
sind die Spezialisten (Zitat: Frau Agnes Schaer, Basel Psychogeriatrie, Felix-Platter-Spital). Pflegende im Heim sollten Ängste, Sorgen und häufig
auch Schuldgefühle der pflegenden Angehörigen ernst nehmen. Mitarbeiter der psychosozialen Betreuung sind zwischen den Gruppenstunden und
Einzelbetreuungen immer ansprechbar. In dringenden Fällen ist Zeit zu

einer Tasse Tee, um sich Sorgen anzuhören. Zusätzlich kann ein Termin vereinbart werden. In der Übergabe kann Thema erläutert werden.

Zufriedene Angehörige empfehlen ihr Haus weiter oder kommen später als ehrenamtliche Helfer gerne wieder. Zitat: Monika Hammerla

6. 11 Für eine sichere Umgebung sorgen

Vorsicht, alles wird in den Mund gesteckt: Tennisbälle, Zwiebeln, Äpfel usw. Vergiftung Notruf

- Auf Gegenstände und Dekorationsmaterial achten (Kunstblumen, Reißzwecken künstliche Früchte, Gestecke vom Adventskranz) alles was leuchtet, lädt zum Hingreifen ein
- Große Topfpflanzen in Augenhöhe laden zum Greifen und Essen ein
- Im Bad und in der Küche Reinigungsmittel außer Sichtweise des Betroffenen aufbewahren
- Zu Hause teure Gegenstände, wie Bodenvasen, Porzellanfiguren, Schmuck in Sicherheit bringen
- Wenn Zimmer mit Schlüssel verschlossen sind, Schlüssel z. B. oben rechts an den Türrahmen hängen, dieser ist außerhalb des Blickfeldes des Kranken, so dass ihn dieser nicht registriert
- Bei Fahrten im Rollstuhl ist für sachgerechte Fixierungen zu sorgen, da sonst Verletzungsgefahr bis zur Tötungsgefahr besteht. Strangulieren durch Herausrutschen aus dem Rollstuhl ist möglich (Beratung zu Hosenträgergurten im Sanitätsgeschäft). Ständiges Fixieren bedarf einer richterlichen Anordnung. ☞ *. *(Kap. 5. Phase 5. 11.)

6. 12 Soziale Bereiche des Lebens sichern

☞ *. *(Kap. 4. Phase 4. 12.)

Der Betroffene ist nicht mehr in der Lage, soziale Bereiche des Lebens zu sichern. Für die Pflegenden wurden professionelle Beratungsstellen eingerichtet, um über Unterstützungsmöglichkeiten in konkreten Krisensituationen zu informieren. Als weitere Hilfsmaßnahme haben sich Sorgentelefone bewährt.

Befragung – Pflegende Angehörige berichten

Ehefrau

Die befragten Ehefrauen waren überwiegend auch hochbetagt und häufig cardial erkrankt. Immer an der Grenze zur Erschöpfung erledigten sie ihre Arbeit, ihre Aufgabe, und sie klagten selten. Ihr Versprechen »bis das der Tod euch scheidet« nahmen alle befragten Ehefrauen ernst; sie tragen und trugen ihre Belastung.

Manche Ehefrauen erleben z. T. Gewalt, wenn der Ehepartner sie nicht mehr erkennt oder verkennt und handgreiflich wird. Viele haben ihre Strategien entwickelt und leben danach.

Durch ein langes gemeinsames Leben ist die Situation von Pflege und gepflegt werden langsam entstanden. Wie aus den biographischen Fragen schon zu ersehen war, sind die hochbetagten Ehefrauen so erzogen worden. Die durch die Demenz verloren gehenden Fähigkeiten und Eigenschaften belasten gerade nahestehend Pflegepersonen wie die Ehefrau die Verhaltensauffälligkeiten bemerkt und nichts dagegen tun kann.

Das Angebundensein und die ständig wiederholenden Redensarten machen viele Ehefrauen wütend, hilflos angespannt, sie haben keine Möglichkeit,

privaten Bereich auszuleben und sei es nur ein Spaziergang oder Einkaufs-
bummel, geschweige denn ein Nachmittag mit einer Freundin im Café. Viele
Frauen lassen sich selbst Tabletten zum Schlafen oder etwas Beruhigendes
aufschreiben, um kurzfristig zur Ruhe zu kommen.

Gespräche, gemeinsame Unternehmungen, die man gerne hatte, sind kaum
oder nicht mehr möglich. Mitgefühl, Betroffenheit bis zur Entfremdung
dem Dementen können entstehen. Bei einseitiger Art der Kontaktmöglich-
keit kann eine Bevormundung von Seiten der Ehefrau entstehen, sie ist die
Fachkraft für Pflege aus Verantwortung und Pflichtgefühl geworden. Hochbetagte pflegende Ehefrauen geraten nach und nach in eine Isolation, alles
dreht sich um den Betroffen, das Leben wird auf die Pflege zugeschnitten.

Ehefrauen berichteten mir, es sei zwar furchtbar, dass ihr Mann jetzt bettlägerig sei, aber jetzt sei die Pflege einfacher und die ganzen Schreckenszei-
ten vorbei, die hässlichen Überraschungen (Kot in der Wohnung) oder die
Weglauftendenz tags und nachts.

Zitat A. Hedtke-Becker: Die Selbstverständlichkeit vor allem für alte Ehefrauen, die Last der Pflege alleine zu tragen und sich kaum Entlastungen zu
verschaffen, ist dabei erheblich ausgeprägter als bei allen anderen Pflegepersonen. Sie definieren ihre Rolle in der Regel eher als Hausfrauen, Mütter,
Fürsorgerinnen der Familie. Auch wenn sie nach einer intensiven Betreu-
ungsphase ihrer Kinder einen Rollenwechsel durchlebt haben, fühlen sich
viele Frauen durch die Pflege ihres Partners und die damit verbundenen
Anforderungen wieder in die alte Rolle hineingedrängt. Ehefrauen begreifen
Pflege als Lebensaufgabe, Aufopferungsbereitschaft ist ein großes Leitbild,
das sie daran hindert, Hilfen in Anspruch zu nehmen. Zitat Ende

Die Befragung, das Interesse für ihre Situation, waren für die Ehefrauen
eine Anerkennung, wenig Ehefrauen (über 75) wollten oder konnten zu
den Angehörigengruppen kommen, alle Ehefrauen bedankten sich nach
der Befragung und sagten, ich könne wieder kommen, es war so wohltuend.

Ehemann

Ehemänner gehen sachlicher an die Pflege, sie organisieren die Pflege und sie grenzen sich besser ab im Alltag. Zitat A. Hedtke-Becker: Pflegende Ehemänner holen sich in der Regel frühzeitig Hilfen wie Wäschedienste, Essen auf Rädern, ambulante Dienste, Nachbarschaftshilfe usw. Das hängt oft ganz entscheidend damit zusammen, dass Männer eine völlig unterschiedliche Biographie haben. Zum Zeitpunkt, wo in der Regel Betreuungsbedarf durch die Krankheit der Partnerin entsteht, sind sie oft schon pensioniert und verlagern den Schwerpunkt vom Berufsleben auf den häuslichen Bereich mit ähnlicher Haltung. Während sie sich im Beruf über das Erfüllen ihrer beruflichen Aufgaben definieren, tun sie dies nun, indem sie die Betreuung ihrer Partnerin managen. Ihre Haltung ist folglich stark aufgabenorientiert. Sie delegieren eher und bereitwilliger, wo sie wissen, dass andere bestimmte Aufgaben professioneller erledigen. Zitat Ende.

Viele Ehemänner in der Pflege haben nicht gelernt, über ihre Situation zu sprechen. Selbst im persönlichen Gespräch äußern Männer ihre Hilflosigkeit, indem sie sagen, »Was soll ich denn tun?« Sie erledigen ihre Aufgaben und sprechen auch ein Machtwort wie es Männer früher taten. Im Verhaltenskontext ist es der zu pflegenden Ehefrau an der Stimmlage bekannt, was der Ehemann möchte.

Töchter

Von Töchtern wird oft unausgesprochen die Pflege verlangt. Meistens sind die Töchter dann zwischen 50 und 60, die Kinder sind aus dem Haus und es »könnte etwas langsamer angehen«. Der Körper stellt in der Zeit des Klimakteriums seine eigenen Forderungen an die Frauen. In diese »Umbauphase« fällt dann oft schlagartig oder langsam wachsend eine Pflegesituation. Viele Töchter sind vielfach belastet und leiden oft zu lange, bis sie selbst nicht mehr weiter können. Eheprobleme sind nicht selten, denn der Ehepartner fühlt sich vernachlässigt, vor allem, wenn es sich um Schwiegervater/mutter handelt. Töchter haben Schwierigkeiten, sich klar abzugrenzen und sind häufig im Zwiespalt der eigenen früheren Erziehung und der jetzigen erwachsenen Eigenständigkeit.

Zitat A. Hedtke-Becker: Die Rollenumkehr, die durch chronische Erkrankung und vor allem bei chronischer Verwirrtheit entstehen, müssen nicht nur von kranken, sondern auch von pflegenden Personen verkraftet werden. Wo dies nicht gelingt wird z. B. die erwachsene Tochter weiterhin versuchen, ihrer dementen Mutter ein »gutes Kind« zu sein. Sie wird deren Defizite leugnen und die Mutter unbewusst immer wieder im die Position der Überlegenen hineinmanövrieren wollen und verzweifelt, zornig oder aggressiv sein, wenn es nicht gelingt. Andererseits wird sie spüren, dass die alte Frau überfordert ist und dann mit starken Schuldgefühlen büßen, die wiederum Aggressionen für beide Seiten bedeuten. Zitat Ende

Söhne

Von Söhnen wird nicht bedingungslose Pflegearbeit erwartet. Die Söhne gehen den Berufen nach und wie es durch die Erziehung erlernt wurde, wird ein Mann nicht mit Frauensachen behelligt, schließlich verdient er das Geld für die Familie.

Schwiegertöchter

Bei Schwiegertöchtern ist es oft wie bei den Töchtern, sie wachsen in die Pflege oder übernehmen die Pflege, weil der Ehemann noch ähnlich wie bei den Töchtern arbeitet wird vieles für diese Arbeit vorausgesetzt. Bei Schwiegertöchtern ist der emotionale Abstand vorhanden.

Schwiegersöhne

Bei den pflegenden Schwiegersöhnen ist der Anteil verschwindend klein.

Sonstige Pflegepersonen

Bei sonstigen Pflegepersonen sind es die Nachbarn, die aus Nachbarschaftshilfe erst schauten und dann nach und nach handelten Die oft hochbetagten
Nachbarn sind völlig überfordert. Sie wissen nicht, wie sie mit den Defiziten
der früheren Nachbarin, die jetzt so verändert ist, umgehen sollen. (Nachlassende Hygiene bei Körperpflege oder an der Wäsche, mangelnde oder
zu einseitige Ernährung, veränderte Gewohnheiten für Ruhe und Schlaf,
tagsüber müde und nachts herumkruscheln und angezogen im Wohnzimmer schlafen.) Hochbetagte pflegende Nachbarn wissen nicht, wo sie Hilfe
bekommen. *(# Facharbeit Pflegende Angehörige Demenzkranker in der Stadt
Rödental Belastungen und Lösungen# Hammerla, 2003).*

Für viele pflegende Ehefrauen haben sich Sorgentelefone bewährt. Beratungsstellen für pflegende Angehörige geben die Möglichkeit einer Aus-
sprache per Telefon, wenn die Pflegeperson nicht weg möchte oder kann.

Haben sich Angehörige entschlossen, Entlastungstage zu nehmen, genießen
sie diese Freiräume.
    Für Alleinstehende gibt es viele Möglichkeiten, eine angenehme Freizeit
zu verbringen:
* Sportgruppe
* Gedächtnistraininggruppe
* Kulturkreis
* Heimatverein
* Chöre sind gute Entspannungsbereiche
* Strick-/Häkel-/Spinngruppen

Erfahrungsbericht Frau G.

Seit 2003 ist meine Tante pflegebedürftig. Meine Tante war nie verheiratet
und war es gewöhnt, ihr Leben immer eigenständig zu bewältigen. Die
Pflege setzte schleichend ein. Nach einem Krankenhausaufenthalt wurden
Defizite bei meiner Tante deutlich. Diese äußerten sich in Vorwürfen, ich

wolle sie bestehlen und sie »weghaben«. Meine Tante bezeichnete mich nun öfters als ihre Tochter, wenn ich den Verhalt richtig stellte, reagierte sie empfindlich. Die Besuche bei meiner Tante wurden für mich immer belastender. Realität und Verwirrung verschwammen immer mehr. Nach jedem Besuch steigerte sich meine Hilflosigkeit und Wut. Andere Hilfe wollte meine Tante nicht annehmen. In meiner Not teilte ich mich einer Fachkraft für Pflegende Angehörige mit. Die aufgezeichneten Lösungen hielt ich für nicht umsetzbar. Regelmäßige Gespräche fanden statt, irgendwann bezog ich die Vorhaltungen meiner Tante nicht mehr auf mich, konnte durch einen Pflegdienst Entlastung schaffen. In allen Gesprächen mit pflegenden Angehörigen hatte ich gelernt, die Krankheit zu erkennen, seitdem bin ich entspannter, wenn ich meine Tante besuche. Ihre Vorwürfe höre ich mir an, beziehe sie aber nicht mehr auf mich. Ich kann allen pflegenden Angehörigen raten, sich rechtzeitig Hilfe zu holen.

6.13 Mit existenziellen Erfahrungen des Lebens umgehen

Auf Zeichen von Erschöpfung achten
  Psychische Belastungen können sich in Angst, Selbstzweifel, Alpträumen, Antriebsmangel bemerkbar machen.
  Psychosomatisch können sich: Rückenschmerzen, ein geschwächtes Immunsystem, Kreislaufstörungen, Schlafstörungen, Magen- und Darmbeschwerden manifestieren.
  Aus diesen Dauerbelastungen können sich ein Alkohol- oder Tablettensucht entwickeln. Völlige Erschöpfung kann zum Zusammenbruch führen.
  (#Gesund pflegen, Kristel, Karl Heinz, Urban&fischer, 1998#)

Bewusstes Umgehen mit eigenen Ressourcen. Aufschreiben von Belastungen und Entlastung mit einer genauen Gegenüberstellung. Bei mehr als 5 Mehrbelastungen sollten ernsthafte Schritte der Entlastung eingeleitet werden. Vielleicht ist der Heimeinzug jetzt nötig. Die Gesundheit der Pflegenden muss an erster Stelle stehen

Nur gesunde Pflegende können dem Kranken eine Hilfe sein.

Kurzzeitpflege

Um für Urlaub Zeit zu haben, ist eine Unterbringung in einer Kurzzeitpflegeeinrichtung günstig. Für eine begrenzte Zeit kann eine Pflege von professionellen Fachkräften in Anspruch genommen werden. Eine rechtzeitige Anfrage bei der Pflegekasse ist nötig. Der Pflegebedarf kann durch ambulante Dienste abgedeckt werden. Bei hohen Pflegegraden und erhöhtem Pflegeaufwand ist eine stationäre Einrichtung zu empfehlen, auch hier erst beider Pflegekasse Information einholen.

Alle Angebote der Unterbringung während des Urlaubs prüfen, fachgerechte Pflege und Betreuung auch für Demenzpatienten in Kurzzeitpflegen sind Standard. Während des Urlaubs andere Bezugspersonen bitten, den Kontakt zum Kranken aufrecht zu erhalten. In einer fremden Umgebung, mit fremden Personen entsteht Angst sehr schnell.

Kapitel 7

7. Phase

Einführung in die 7. Phase

In dieser Phase werden schwerste kognitive Leitungseinbußen sichtbar. Es tritt ein Verlust des Sprachvermögens auf. Der Betroffene kann nicht mehr laufen und hat Probleme beim Sitzen.

Die Nahrungsaufnahme ist kaum alleine möglich. Zudem kommt es meist zu Harn-und Stuhlinkontinenz. Im Finalstadium treten verstärkt Bewusstseinsstörungen bis hin zum Koma auf. Der Betroffene ist schwerstpflegebedürftig. Für die Angehörigen ist es eine Zeit des Abschiednehmens von einer noch lebenden, geliebten Person, die durch die Krankheit völlig verändert ist.

Eine spezielle Pflege und Betreuung wird jetzt wichtig

Gesetz zur Verbesserung der Hospiz- und Palliativversorgung

Am 5. 11. 2015 wurde vom Deutschen Bundestag das Gesetz zur Verbesserung der Hospiz- und Palliativversorgung geschlossen. Am 8. 12. 2015 trat es in Kraft. Das Gesetz hält vielfältige Maßnahmen zur Förderung eines flächendeckenden Netzes zum Ausbau der Hospiz-und Palliativversorgung in allen Teilen Deutschland vor allem in strukturschwachen, ländlichen Strukturen vor. Die Palliative Versorgung im Rahmen der häuslichen Pflege soll gestärkt und verbessert werden. Der Gemeinsame Bundesausschuss erhält den Auftrag, in der Richtlinie die Versorgung häuslicher Krankenpflege die Leistungen der Palliativpflege zu konkretisieren und damit für die Pflegedienste abrechenbar zu machen.

Für Kinder- und Erwachsenenhospize wird die finanzielle Ausstattung verbessert. Erhöht wurde der Mindestzuschuss der Krankenkassen. 95 Prozent tragen die Krankenkassen an den zuschussfähigen Kosten.

Für Zuschüsse der ambulanten Hospizdienste werden neben den Personalkosten auch die Sachkosten verbessert. Das wichtige Erstgespräch bei Hospizbegleitung wird ebenfalls mit in die Förderung aufgenommen. Weiterhin ist im Zuschuss der GKV dass Hospizdienste mehr finanzielle Möglichkeiten zur Trauerbegleitung erhalten

In Pflegeheimen solle die ambulante Hospizarbeit weiter entwickelt werden, die Krankenhäuser haben nun die Möglichkeit, Hospizdienste mit Sterbebegleitung zu beauftragen.

Sterbebegleitung wird nun ausdrücklicher Bestandteil des Versorgungsauftrages der sozialen Pflegeversicherung. Pflegeheime können Kooperationsverträge mit Haus- und Fachärzten müssen verpflichtend abgeschlossen werden. Alle daran Beteiligten erhalten eine zusätzliche Vergütung.

Pflegeheime werden nun auch zur Zusammenarbeit mit ambulanten Hospizdiensten verpflichtet, diese sollen die Kooperation mit vernetzten Hospiz- und Palliativangebot transparent machen.

Pflegeheime können nun eine Versorgungplanung zur umfassenden und individuellen pflegerischen medizinischen und psychosozialen seelsorgerischen Betreuung in der letzten Lebensphase angedeihen lassen Die Krankenkassen finanzieren diese Beratungsangebot.

Ab 2017 ist es Krankenhäusern möglich, krankenhausindividuelle Zusatzentgelte für multiprofessionelle Beratungsteams zu vereinbaren. Ab 2019 soll es nach entsprechender gesetzlicher Grundlage bundesweit einheitliche Zusatzentgelte geben. Krankenhäuser können dann eigene Palliativ-Teams aufbauen oder mit externen Angeboten kooperieren.

Jeder Versicherte hat nun einen Anspruch auf eine individuelle Beratung und Hilfestellung in der jeweiligen Situation durch die Krankenkasse. Informiert werden soll über die Möglichkeiten der persönlichen Vorsorge in der letzten Lebensphase, besonders zu Vorsorgevollmacht, Betreuungsverfügung und Patientenverfügung.

Das SAPV-Team (spezialisierte Ambulante Palliativ-Versorgung) betreut und begleitet schwerstkranke Menschen und deren Angehörige in der häuslichen und stationären Umgebung.

»Was ist Palliativmedizin«?

Der Name »Palliativ« bedeutet sinngemäß: einen schützenden Mantel umlegen. Diesen Mantel wollen den Betroffenen und ihren Angehörigen reichen, damit sie bei schwerer Krankheit nicht alleine sind. Dies gilt nicht nur für die tumorkranken Patienten, sondern auch für alle diejenigen, deren schwere Erkrankung nicht geheilt werden kann und die über die normale Pflege hinaus eine spezialisierte Betreuung und Begleitung benötigen.

Das SAPV-Team

Das SAPV-Team besteht aus qualifizierten Palliativärzten und Palliativpflegekräften. Das Team kooperiert mit ambulanten Hospizdiensten, Seelsorgern, Sozialarbeitern, Psychoonkologen, Pflegediensten, Apotheken und anderen Einrichtungen.

Ebenso arbeitet es eng mit Haus- und Fachärzten sowie Krankenhäusern, Pflegeeinrichtungen, Palliativstationen und Hospizen in der Region zusammen.

Palliativmedizinische Betreuung

Mit dem Fortschreiten einer nicht heilbaren Erkrankung leiden Patienten oft unter Schmerzen und anderen Symptomen (z. B. Übelkeit, Erbrechen, Atemnot, Verwirrtheit, Angst, Stimmungsschwankungen). Auch durch psychische, soziale und spirituelle Sorgen und Fragen kann die Lebensqualität stark beeinträchtigt werden.

Ziel und Auftrag

Die spezialisierte ambulante Palliativversorgung (SAPV) hat das Ziel, die Lebensqualität und die Selbstbestimmung von Menschen in der letzten Lebensphase so weit wie möglich zu erhalten, zu fördern und zu verbessern und ihnen ein würdevolles Leben in ihrer gewohnten Umgebung zu ermöglichen. Im Auftrag der Krankenkassen und der Kassenärztlichen Vereinigung wurde ein Netzwerk aufgebaut, das in der Lage ist, schwerkranke Patienten im häuslichen und stationären Umfeld bis zu ihrem Lebensende zu versorgen.

Wofür ist die SAPV da?

- Informationen und Beratung
- Schmerztherapie und Behandlung von krankheitsbedingten Symptomen
- Unterstützung in schwierigen Situationen in familiären und sozialen Bereich
- 24H-Bereitschaft für Patienten und deren Angehörige
- Koordination von Hilfen zur Sicherung des häuslichen Umfeldes, Vernetzung mit ehrenamtlichen Helfern
- Zusammenarbeit mit Haus-und Fachärzten sowie Pflegediensten

Alle SAPV Leistungen sind für Mitglieder der gesetzlichen Krankenkassen kostenfrei. Sie übernimmt auf Grundlage der gesetzliche Regelung zur spezialisierten ambulanten Palliativversorgung nach Prüfung des Anspruches die Finanzierung. Für die Kostenübernahme ist eine Verordnung erforderlich, die vom Haus- oder Facharzt ausgestellt wird.

SAPV Coburg
Ärztliche Leitung:
Dr. Barbara Gareus
Prof. Dr. med. Johannes Kraft.
Zitat Ende

7.1   Kommunizieren

Der Betroffene ist nicht mehr in der Lage, verbal zu kommunizieren. Wenn überhaupt, werden nur noch wenige Worte verwendet. Manche Betroffenen wiederholen unentwegt Wörter oder Laute bzw. bilden neue, z. B. »bangs, bangs, bangs«. Zudem können Äußerungen auf Schreie oder Laute reduziert werden.

Die Pflegenden und Bezugspersonen sollten weiterhin wertschätzend sprechen. Auch wenn keine Antwort mehr gegeben werden kann, hört der Demenzkranke die Sprachmelodie. Beim Betreten bzw. Verlassen des Zimmers sollten Pflegende den demenzkranken Menschen stets begrüßen oder sich von ihm verabschieden.

Beispiele:
- Gute Mutter
- Lieber Vater
- Liebe Lotte
- Mit dem Kosenamen benennen
- Initialberührungen zum Begrüßen und Verabschieden können sinnvoll sein. (Siehe Kap. 7. Phase 7. 4.

Eine nonverbale Kommunikation mit dem Betroffenen ist meist weiterhin möglich. Der demente Mensch kann sich folgendermaßen mitteilen.
- Beispiel 1: Nähert sich ein ungewünschter Begleiter, kann die Atmung des Betroffenen schneller oder stockend werden. Blutdruck und Puls erhöhen sich, die Lippen werden zusammengepresst, ein Seufzen kann vernommen werden, eine gespannte Stirnfalte ist sichtbar. Der Betroffene schwitzt und hustet.
- Beispiel 2: Nähert sich ein gewünschter Helfer, ist die Atmung des Betroffenen langsam und vertieft, Blutdruck und Puls sind normal. Der Betroffene entspannt sich, die Stirnfalte ist geglättet. Mund und Hände öffnen sich, der Husten hört auf.

Dem dementen Menschen sollte ein Gefühl des Angenommenseins vermittelt werden. Der Blickkontakt sollte auf gleicher Höhe gehalten werden. Es ist eine langsame, freundliche, deutliche Sprechweise zu wählen, dabei sollten die Pflegenden authentisch bleiben und keine aufgesetzte Freundlichkeit vorspielen. Es ist zu vermeiden, den dementen Menschen von hinten anzusprechen. Ebenso sollte der Betroffene nicht kritisiert, korrigiert, abgewertet, verkindlicht oder bloßgestellt werden. Zudem sollte eine überfürsorgliche Pflege vermieden werden.

Das Vermitteln des Gefühls des Angenommenseins ist hier wichtig. Das heißt für die pflegenden Personen, mit Fachkenntnis und Herzensbildung und immer mit Ruhe reflektiert arbeiten.

Nur ausgewählte Personen, z. B. Angehörige dürfen das Gesicht streicheln, ganz privater Bereich.

7. 2   Sich bewegen

Es kommt zum völligen Verlust der Bewegungsfähigkeit. Der Betroffene kann nicht mehr laufen und ist nicht mehr in der Lage, eigenständig zu sitzen. Wird der demenzkrankte Mensch in eine sitzende Position gebracht, muss sein Körper ausreichend abgestützt werden. Das Ausführen monotoner Bewegungen (sanftes Schaukeln, Klopfen) beruhigt den Betroffenen. (Kap. 7. Phase7. 3). Der Gleichgewichtssinn kann durch Veränderung der Körperhaltung angeregt werden. Im Handel werden Mobilisationssessel mit Vibration angeboten. Vibrationsliegen eignen sich auch sehr gut. (Wehrfritz)

Ein bevorstehender Lagewechsel ist immer anzukündigen, damit der Bettlägerige weiß, dass eine Veränderung eintritt. Die Pflegenden sollten beim Lagewechsel einen kontinuierlichen Ablauf einhalten. Nach jedem Transfer in eine sitzende Position (z. B. Rollstuhl) ist nach 10 Minuten nochmals zu prüfen, ob die Sitzhaltung des Betroffenen bequem ist und entspannt wirkt. Dabei ist auf Kniekehlen zu achten wegen der Gefahr von Druckstellen und Spannung in den Sehnen.

Der verwendete Rollstuhl oder Mobilisierungsstuhl muss der Körperform angepasst sein, die Füße sollten Bodenkontakt haben oder auf Fußstützen stehen. Der Rollstuhl sollte ein bequemes Stizen ermöglichen. Zur Optimierung der Sitzposition können unter Umständen Lagerungshilfsmittel (Kissen oder Schaustoffrollen) verwendet werden. Nach ca. 30-45 Minuten sollte erneute Lageveränderung vorgenommen werden, um die Entstehung von Druckstellen zu vermeiden.

Dekubitusprophylaxe

Je bewegungsunfähiger der Betroffene wird, desto größer ist das Risiko eines Dekubitus. Täglich sollten gefährdete Hautstellen inspiziert werden. Durch eine oft unzureichende Durchblutung im Körper sollte individuell ein Lagewechsel vorgenommen werden. Weiße oder gerötete Hautareale müssen umgehend druckentlastet werden.

Zu den dekubitusgefährdeten Körperpartien zählen:

- Hinterkopf
- Ohr
- Schulter, Schulterblätter
- Ellenbogen
- Steißbein
- Hüftknochen
- Knie
- Fersen, Zehen

Durch die fehlende Körperbewegung müssen Pflegende tagsüber regelmäßig einen Lagewechsel vornehmen.

Siehe https: //www. dnqp. de Expertenstandard Dekubitus 2017

Kontrakturprophylaxe (Vorbeugung einer Gelenksteife)

Gelenksteife entsteht durch Ruhigstellung

- Passive Bewegungsübungen können von Pflegekräften, Ergotherapeuten oder Physiotherapeuten durchgeführt werden, um die Gelenke beweglich zu halten und Kontrakturen zu vermeiden. Ruhig gestellte Gelenke können in 4 Wochen versteifen!
- Der Hausarzt kann nach der Heil- und Hilfsmittelverordnung ein Rezept für passive Bewegungsübungen ausstellen, um die Gelenke beweglich zu halten. Durchführende sind Physiotherapeuten oder Ergotherapeuten.
- In Fallbesprechungen im Team können Physiotherapeuten oder Ergotherapeuten dem Fachpflegeteam zeigen wie die Übungen umgesetzt werden können.

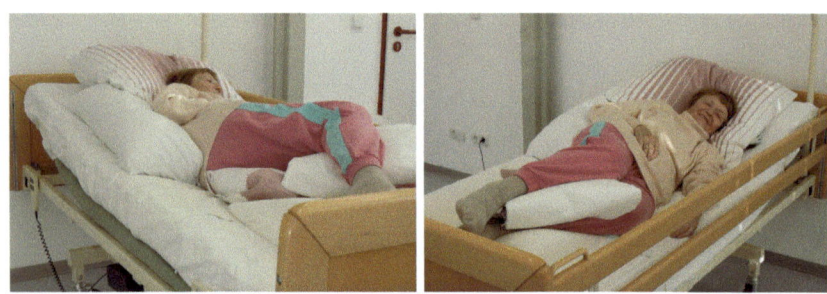

Abb. *. *: Kap. 7 Bild Abb. 7. 1a Linksseitige Lagerung und Abb 7. 1b
Linksseitige Lagerung Vorderansicht

7. 3   Vitale Funktionen

In dieser Phase tritt ein massiver Verlust der vitalen Körperfunktion auf. Der Betroffene weist eine oberflächliche Atmung auf und die Schluckfähigkeit ist eingeschränkt. Aufgrund der oberflächlichen Atmung und des verminderten Hustenreflexes können sich Verschleimungen in den oberen Atemwegen bilden. Atemstimulierende Massagen mit bekannten und beliebten Gerüchen und Einreibungen im Atemrhythmus können primär angewendet werden. (100 Tipps zur Mund-und Zahnpflege, Monika Hammmerla, Brigitte Kunz Verlag 2014)

Atmung

Im Pflegebereich kann ein Absaugen der Mund- und Rachenhöhle nötig werden.
Sachkundige Hilfen von sozialen Diensten, eine gründliche Einweisung in dem Bereich ist sehr wichtig. Dieser Pflegebereich kostet den Angehörigen viel Überwindung, zum einen ist es eklig, zum anderen schildern die Angehörigen ihre Angst, der Betroffene könne ersticken.
Die Lagerung muss hier gezeigt werden und mit der Pflegekraft eingeübt werden. Oberkörper 30° hoch und eine Rolle rechts oder links, das Sekret muss abfließen können. Bei brodelnden Atemgeräuschen oder falls der Betroffene das Sekret nicht abhusten kann, wird eine Lagerung von 40-50° nötig. Die Lagerung muss regelmäßig verändert werden. Einreibungen mit Produkten aus der Apotheke fördern ein Abhusten. Nicht zu stark, die Salben können die Schleimhäute auch reizen. Auf ausreichend Flüssigkeiten achten. Getränke oder SC-Infusion. ☞ *. *(Kap. 7 Phase 7. 5. Tipp). Sekret darf kein zäher Schleim werden, da es sonst noch schlechter abgehustet werden kann. Hier oft Entstehung einer Lungenentzündung.

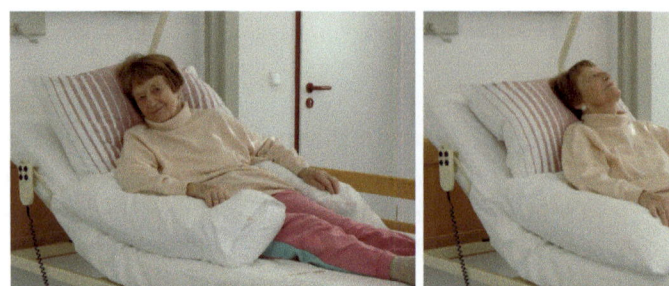

**Abb. *. *: Kap. 7 Abb. 7. 2a Oberkörperhochlagerung Abb7. 2b
Oberkörperhochlagerung seitlich geneigt**

Lagerung ist hier das erste Gebot!!

Atemerleichternde Lagerung

Erhöhter Oberkörper, nicht zu steil, um ein nach vorne fallen zu vermeiden, Arme beide etwas erhöht lagern, Beine leicht erhöht lagern, keine Knierollen (Kontrakturen können sich an großen Gelenken in 4 Wochen bilden). Regelmäßiges Umlagern, rechte und linke Seite im zweistündlichen Wechsel.

- Tagsüber alle zwei Stunden drehen, nachts alle vier Stunden
- Schleim kann auf eine Krankenunterlage fließen
- Vibratorische Angebote sind in der Pflege nur als Pneumonieprophylaxe mit einem Vibrax gerät bekannt. Basale Stimulation mit einem Vibrationsgerät gibt die Erfahrung über Körperfülle und Körpertiefe wieder. Vibrationen sollten individuell eingesetzt werden. Begonnen wird erfahrungsgemäß an den Extremitäten von den Fußsohlen. Fersen, ebenso an den Händen, bis zum Zentrum Bauch oder Brustkorb. ☞ *. *(Kap. 7. Phase 7. 4.)
- Atemstimulierende Einreibungen (ASE) werden von Pflegenden regelmäßig verrichtet. Ruhige, gleichmäßige Berührungen durch den Pflegenden vermitteln Sicherheit und beruhigen. ASE können

auf Brust und Bauch ausgeführt werden. Hier wieder genaue biographische Kenntnisse, das Berühren der Brust war vor 60 Jahren nicht selbstverständlich. Zur Einreibung Creme oder Lotion verwenden, die bekannt sind und gemocht wurden. Beide Hände beginnen am Nacken an der Wirbelsäule rechts und links. Finger bleiben zusammen liegen. Mit dem Ausatmen wird begonnen. Die Hände bewegen sich ca. 2-3 cm an der Wirbelsäule entlang und werden dann seitlich zum Brustkorb geführt, kreisend bis die Hände wieder an der Wirbelsäule liegen. Die Bewegungen werden bis in den Beckenbereich geführt. Die Hände bleiben ohne Unterbrechung am Körper, der Atemrhythmus ist zu beachten. ☞ *. *(Kap. 7. Phase 7. 4.)

Schmerz

Demenzkranke können Schmerzen nicht mehr verbalisieren. Diese Tatsache führt bei Menschen mit Demenz häufig zu einer Unterversorgung mit Schmerzmitteln. (**Expertenstandard Schmerzmanagement- www. dnqp. de**)

Im häuslichen Bereich achten Angehörige und Mitarbeiter der Sozialstation auf Veränderungen beim Betroffenen: Veränderungen in der Beweglichkeit, eine veränderte Mimik (angespannt oder angstvoll), vermehrte Unruhe, Schreien, angespannte Körperhaltung bei Pflegetätigkeiten, ständige Schonhaltung, Vermeidung von allen Bewegungen, Veränderung bei Blutdruck, Puls, gesteigerte, heftige Atmung, Schwitzen, das Ablehnen der Nahrung und des Trinkens. Alle diese Hinweise sind wichtig, weil sie auf Schmerzen hinweisen können, die der Betroffene nicht mehr äußern kann.

Neben Gelenksteife oder Druckgeschwüren können Neuralgien, Osteoporose, Missempfindungen nach Schlaganfällen sowie rheumatische Erkrankungen Schmerzen zusätzlich steigern.

Bei allen Änderungen im Verhalten und negativen Äußerungen ist der Hausarzt zu informieren.

Kap. 3, Phase 3. 3

Heim:

Gute Voraussetzung für die Schmerzeinschätzung bei Demenzkranken sind Bezugspflege und geschultes Personal mit regelmäßigen Weiterbildungen. Bei Bezugspflege kennt das Personal die Bewohner, die Verhaltensweisen im Alltag und schätzt demzufolge Veränderungen besser und richtig ein. Negativ auf Einschätzung von Schmerzsignalen wirkten sich häufige Wechsel bei Pflegenden aller Berufsgruppen aus. Eine Bezugspflege und die Fachlichkeit einer Palliativkraft ist angezeigt.

Im Pflegeheim sind zur Schmerzerfassung die BESD-Skala gut geeignet. Diese Erfassungsmöglichkeit greift bei kognitiv eingeschränkten Bewohnern. Durch diese Verfahren können systematische Beobachtungen beim Dementen in verschiedenen Situationen gemacht werden, in Bereichen wie der Beschäftigung, bei Entspannung und im Pflegebereich. Die Beobachtungen werden dem zuständigen Hausarzt mitgeteilt, dieser verordnet die Schmerztherapie. Das Pflegeteam beobachtet jetzt 7 Tage, ob sich eine Veränderung eingestellt hat. Ist dies nicht der Fall, wird eine Erhöhung bzw. Änderung der Medikation nötig werden. Das Team sollte durch Fortbildungen und grundsätzlich sensibilisiert sein um eine detaillierte Beobachtung des Betroffenen laufend mit einzubringen.

Veränderungen im Verhaltensbereich sind:
- Angespannte Haltung, verkrampfte Körperhaltung
- Schonhaltung überwiegend, veränderte Bewegungen
- Sehr unruhig und fahrig, nesteln
- Angstvoll, schreckhaft
- Halten eines Körperteils
- Abstützen im Sitzen, immer wieder auf eine Seite rollen wollen
- Ablehnende Haltungen bei allen Hilfsangeboten
- Sehr viel weniger oder sehr viel mehr Aktivität
- Rückzug, verstummen
- Nimmt keine Nahrung oder Getränke auf
- Schlafumkehr
- Stereotype Bewegungen
- Hält eine Hand auf eine bestimmt Körperstelle, sagt »Aua«

Veränderungen bei der Mimik:
- Angespannte Gesichtszüge
- Zähne werden zusammengebissen
- Lippen aufeinandergepresst
- Angstvoller Blick
- Sorgenfalten, steile Stirnfalte

Vernehmbare Laute:
- Jammern
- Ausatmung hörbar rhythmisch
- Weinen
- Stöhnen bei allen Bewegungen
- Schreien
- Abwehrhaltung bei allen Angeboten.
- »Aua«

Alle diese Auffälligkeiten werden dem Hausarzt oder dem SAPV-Team mitgeteilt, so kann eine entsprechende und wirksame Schmerztherapie verordnet werden. Die Beobachtung, ob die Medikamente wirken, obliegt wiederum dem Personal, eine Veränderung zum Positiven lässt die richtige Wahl der Medikamente einschätzen. Eine kontinuierliche Krankenbeobachtung ist von allen Pflegekräften unerlässlich.

7. 4   Sich pflegen

Der demente Mensch ist meist schwerstpflegebedürftig und überwiegend immobil. Die Pflegenden vermitteln den Tagesrhythmus, Sicherheit und zwischenmenschlichen Kontakt. Alle pflegerischen Maßnahmen sind ruhig und mit ausreichend Zeit auszuführen.

Die Pflege sollte konzeptgeleitet sein. In der Pflege von schwerstdementen

Menschen hat sich in der in den letzten Jahren z. B. das Konzept der Basalen Stimulation etabliert.

Basale Stimulation

Die Basale Stimulation wurde 1975 von Andreas Fröhlich entwickelt, der als Sonderpädagoge ein Konzept zur Förderung körperlich und geistig behinderter Kinder vermisst. Er ging davon aus, dass selbst schwerstwahrnehmungsgestörte Kinder und Erwachsene wahrnehmen können, selbst wenn für Nahestehende kaum Veränderungen sichtbar sind.

Es sind elementare Anregungen, die gezielt und geplant Informationen über die eigene Person und die direkte Umwelt vermitteln. Es werden einfache Kommunikationsformen eingesetzt, die (nonverbal) beantwortet werden. Die Stimulation soll klar und eindeutig sein, da sie sonst verunsichern und gegenteilig wirken können.

Mit Christel Bienstein, einer Krankenschwester und Diplompädagogin, wurde das Konzept erweitert und auf die Krankenpflege übertragen.

Die Pflegenden sollten mit den Grundzügen der Basalen Stimulation vertraut sein. Diese Kenntnisse können in Kursen erworben werden. Es wird vermittelt, wie mit einem völlig hilflosen Menschen umzugehen ist. Durch ein hohes Maß an Sensibilität können Pflegende herausfinden, welche Methoden anzuwenden sind, um das Wohlbefinden da Betroffenen zu verbessern. Individuell bewährte Vorgehensweisen sollten in gleicher Form fortgesetzt werden.

Die Pflege wird unter dem Aspekt der Ganzheitlichkeit durchgeführt, d. h. der Betroffene wird umfassend und unter Einbezug seiner Umwelt wahrgenommen. Dazu ist die Umsetzung der Bezugspflege grundliegend. Die Pflegenden orientieren sich an den Gewohnheiten des Betroffenen und setzen diese um. Insofern kann der Tagesrhythmus des dementen Menschen durch die Methoden der Basalen Stimulation unterstützt werden. Im Tagesverlauf sollten einheitliche Signale durch die Pflegenden vermittelt werden, um dem Bettlägerigen das Ankommen und Verabschieden anzukündigen. Dazu gehören das Anklopfen, die Begrüßung und die sogenannte Initialberührung (zur Begrüßung kann die Hand des Pflegenden auf die linke Schulter das

Betroffenen gelegt werden: »Hallo, ich bin da«; zur Verabschiedung kann der Pflegende seine Hände auf die Hände oder eine Hand des Betroffenen legen und sich verabschieden). Professionell Pflegende sollten in den meisten Fällen das Streicheln oder tätscheln das Gesichtes des Betroffenen vermeiden, da dies eine ganz private Geste ist.

Basale Stimulation bietet sowohl bei der Pflege im häuslichen Bereich als auch bei der Pflege in stationären Einrichtungen eine bedeutende Möglichkeit, mit dem Schwerstkranken in einen angenehmen Kontakt zu treten.

Siehe Anhang Basale Stimulation
(*#www. basale-stimulation-praxisleiter. de. #*)

Körperpflege

Möglichst ausschlafen lassen.

Bei der Pflege im häuslichen Bereich können Bereiche der Körperpflege (Grundpflege) von ambulanten Diensten übernommen werden.

Die verwendeten Produkte müssen nicht teuer sein. Sie sollten pH-neutral, rückfettend und durchblutungsfördert sein. Viele alte Menschen schwören auf Franzbranntwein. Wenn es ein Mensch gewöhnt ist, dann sollte ihm das Ritual des Einreibens nicht vorenthalten werden. Allerdings ist eine nachfettendet Einreibung zu empfehlen.

Beim Waschen der Kleidung sollte auf Weichspüler verzichtet werden, um Hautirritationen vorzubeugen. Ein Schuss Essig im Spülwasser lässt die Wäsche auch weich werden.

Je bewegungsunfähiger der Betroffene, desto größer ist das Risiko der Dekubitusgefahr.
Gefährdete Stellen am Körper sind:
- Hinterkopf
- Ohr
- Schulter, Schulterblätter
- Ellenbogen
- Steißbein

- Hüftknochen
- Knie
- Knöchel
- Fersen, Fußzehen bei dicken Zudecken

Siehe https: //www. dnqp. de Expertenstandard Dekubitus 2017

Mundpflege

Vorhandene Zähne und Zahnprothesen sind mit einer weichen Zahnbürste und Kinderzahnpasta zu reinigen. Im Fachhandel sind Zahnbürsten mit einer Absaugfunktion erhältlich, dies verhindert ein Verschlucken. Bei fortgeschrittener Demenz ist das Ausspülen des Mundes nicht mehr möglich, da der Betroffene das Spülwasser hinunterschluckt. In diesen Fällen können Tees (z. B. Salbei, Pfefferminz, Thymiantee) nach der Reinigung der Zähne gereicht werden. Mundwässer mit antibakterieller Wirkung sind ungeeignet.

Zur Steigerung des Wohlbefindens können während oder nach der Mundpflege auch geschmackliche Reize einbezogen werden. Hierzu können kleine Mengen Fruchtsaft, Bier, Wein, Tee, Cola etc. eingefroren und in Kompressensäckchen gelegt werden. Wenn der Betroffene dies angenehm empfindet, können diese Säckchen in die Wangentasche gelegt werden. Die Pflegenden müssen dabeibleiben und die Lage der Säckchen regelmäßig verändern. Eine weitere Möglichkeit besteht darin, kleine Obststückchen in die Säckchen zu legen.

In der finalen Phase ist eine stete Mundpflege besonders wichtig. Die Betroffenen atmen häufig durch den offenen Mund, so dass die Mundschleimhaut sehr schnell austrocknet, Beläge bilden sich.

Die Mundpflege erfordert viel Geduld, sanfte Ansprache, um in Kontakt zu treten, ist wichtig. Wichtig bei Sterbenden: Mundhöhle feucht halten (bei jeder sich bietenden Möglichkeit befeuchten). Glassprühfläschchen aus der Apotheke eignen sich.

Tipp: Bekannte Tees auf Mundpflegesets (Schaumstoffträger) geben, Mundhygiene beachten.

Monika Hammerla, 100Tipps zur Mund-und Zahnpflegebei Pflegebedürftigen,
Brigitte Kunz Verlag 2014

7. 5   Essen und trinken

Menschen in der letzten Lebensphase essen sehr wenig oder lehnen Nahrung
völlig ab. Angehörige haben Angst, dass der Betroffene verhungert.

Der Betroffene leidet meist an massiven Schluckstörungen, Nahrung wird
nicht mehr erkannt.

Bei Nahrungsverweigerung ist erst die Frage zu klären, warum wird die
Nahrung abgelehnt.

Ursachen können sein:

* Hektik und Unruhe im Raum
* Zahn-oder Probleme im Mundbereich
* Zu viel zu hochdosierte Medikamente z. B. Psychopharmaka
* schwerwiegende Obstipation
* Essen wird nicht erkannt, unansehnlich

Alle diese Ursachen können angegangen werden.

Eine häufige Ursache für Appetitverlust und das langsame Einstellen
des Essens weißt auf die Endphase der Lebenszeit hin. Diese letzte
Lebenszeit kündigt sich dezent schon sehr lange an. Hier geht es jetzt
nicht mehr um eine gesundheitliche Verbesserung, sondern darum,
dass es dem Betroffenen bis zum Ende der Lebenszeit noch gut geht.
Dieser Gedanke spielt eine Rolle, wenn es um Fragen der Ernährung
am Lebensende geht.

Wie soll nun weiter verfahren werden? Gibt es eine Patientenverfügung,
eine Vorsorgevollmacht, sind in der Familie Regelungen getroffen?

Fachkundige Hilfe, das Einbeziehen der Fachkraft für Palliativ Care SAPV (stationär oder ambulant) ist nötig. Fallbesprechungen mit allen Professionen und Angehörige sind angezeigt. Der mutmaßliche Wille des Betroffenen ist zu erkunden. » Was hätte er oder sie gewollt«.

Problematisch sind Schnabelbecher. Bei einer falschen Essposition – zu flach liegend – wird der Schnabelbecher meist von anderen Personen gereicht. Zum Trinken aus dem Schnabelbecher wird der Kopf nach oben gestreckt, der Kehldeckel schließt die Luftröhre nicht richtig ab, die Flüssigkeit rinnt so auch in den Bronchialtrakt, eine Aspirationspneumonie kann entstehen.

Arzt und eine Ernährungsberatung fragen, im Heim und zu Hause sollten engmaschige Fallbesprechungen stattfinden. Setzt die Sterbephase ein? Fragen, die unbedingt geklärt und von allen Beteiligten mit getragen werden sollten. Siehe Kap 7 Phase 13

Zur Nahrungsaufnahme und Flüssigkeitsaufnahme sollten Betroffene immer in eine physiologische Sitzhaltung gebracht werden. Das Anreichen in Ruhe durchführen. Gegenüber sitzen, Flüssigkeit sollte angedickt sein.

Das Öffnen des Mundes, Kauen und Hinunterschlucken sind zeitintensive Tätigkeiten. Die Pflegenden benötigen viel Geduld und Fachwissen, ratsam ist ein Hinzuziehen eines Logopäden.

Sollte die Flüssigkeitsaufnahme unter 200 ml liegen, ist der Hausarzt zu informieren. Das Anlegen einer SC-Infusion kann von Pflegekräften durchgeführt werden, wenn der Hausarzt diese verordnet hat.

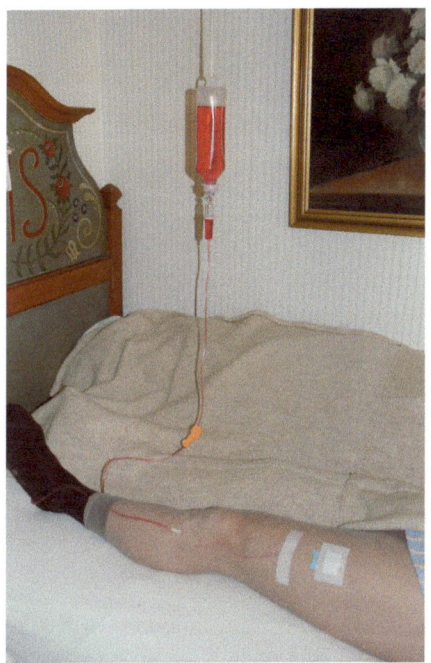

Abb. *. *: Kap. 7 Abb. 7. 3 Bild R.

Zitat » *#Prof. Dr. Grond, Demenzkongress Bremen, 2007#* Bei Nahrungsverweigerung Ursachen (Schmerzen, Übelkeit, Schluckstörungen, Wahn)
abklären und akzeptieren solange der Betroffene ausreichend trinkt, ohne
Zwang! Auf Mundhygiene achten, geduldig zu dem Betroffenen sprechen,
Information an Arzt, die Angehörigen, im Heim an Betreuer und Angehörige. Im Dilemma zwischen Hilfeleistung und Respekt vor dem Willen
des Kranken ist ein Teamgespräch wichtig, bevor das Anlegen einer PEG
veranlasst wird.

Die Frage, ob bei ständiger Nahrungsverweigerung eine PEG-Sonde vom
Betroffenen gewünscht wäre, ist die schwierigste Entscheidung der Angehörigen oder der Betreuer (Kap. 3. Phase 3. 12)

7. 6   Ausscheiden

Die Inkontinenzversorgung wird durch Sanitätshäuser und Beratungen sehr gut abgewickelt. Es gibt heute sehr gute Systeme für Tag und Nacht.

Tipp:
- Intimpflege regelmäßig ausführen, Pflegekurse werden für pflegende Angehörige von allen Wohlfahrtsverbänden angeboten

7. 7   Sich kleiden

Bequeme Kleidung, T-Shirts, Nachthemden (am Rücken aufgeschnitten) lassen sich ohne Mühe anziehen. Schultern und Arme sind bekleidet. Kleine Wolldecken über die Brust gelegt spenden Wärme.

Tipp
- Wärmende Kleidung im Winter
- Wollsocken oder Fußwärmer *(#Sanivita S. 40#)*
- Wolljäckchen
- Federbett, individuell
- Wolldecke über Beine
- Schal im Winter
- Bei dünnem Haar Mütze
- Im Sommer
- Baumwolle
- Wildseidendecke

7. 8   Ruhen und schlafen

Falls es der Platz in der Wohnung erlaubt, kann ein Pflegebett in das Wohnzimmer gestellt werden. Hier können Pflegende bequemer arbeiten, der Tagesrhythmus wird durch Stimmen und Alltagsgeräusche vermittelt.

Hier wird Schlafrhythmus von Angehörigen vorgegeben.

Tagsüber möglichst in einen Mobilisierungsstuhl setzen, eine nächtliche Umbettung um die Lage des Kranken zu ändern ist nötig.

Hilfreich sind Weichlagerungsmatratzen, Pflegebetten, für die häusliche Pflege verschreibt sie der Hausarzt, Rezept ist bei Sanitätshäusern einzureichen. Abrechnung erfolgt mit der Pflegekasse.

Verstellbare Betten sind für rückenschonendes Arbeiten wichtig. Bettgitter Kap. 5. Phase 5. 11.

Lagerung im Bett sollte sich am Betroffenen orientieren.

Basale Stimulation: *. *(Kap. 7. Phase 7. 4.)

• Somatische Reize: Durch ständiges Liegen verlieren Demenzkranke das eigene Körpergefühl, die Umrisse und Grenzen des Körpers verschwimmen oder lösen sich auf, die Körperwahrnehmung ist stark eingeschränkt. Durch gezielte Reize des Berührens, Temperaturunterschiede und Druck wird Körpergefühl vermittelt. Eine Lagerung auf einer harten Matratze ist, um den Körper zu spüren, besser als eine Superweichmatratze. Um Dekubitus zu vermeiden, muss die Lagerung entsprechend häufig sein. Eine weitere Lagerungsart ist das Umgrenzen mit einer Kissenrolle um den Patienten. Ausgehend rechts und links vom Kopf, Schultern, Rumpf bis zu den Füßen liegen Kissenrollen am Patienten. Bei unruhigen Patienten hat sich die Umgrenzung gut bewährt. Die Lieblingsposition sollte so oft wie möglich geändert werden. Hier wissen die Angehörigen die Schlaf- oder Entspannungshaltung der Patienten. Eine gute Möglichkeit der vestibulären Stimulierung ist eine

Vibrationsliege (Wehrfritz). Für motorisch unruhige Menschen mit Demenz können auch Schaukelstühle zu Einsatz kommen. Das Schaukeln wirkt beruhigend, diese Stühle sind allerdings noch sehr teuer. Im Sanitätshaus zu erfragen Die Embryonallage ist ebenso wie das Beine übereinanderschlagen eine Möglichkeit. Lage regelmäßig prüfen und wechseln, um ein Wundliegen zu vermeiden.

Keine großen Rollen unter die Knie, die Gefahr der Gelenkversteifung (Kontraktur) ist groß, besser sind keilförmige Venenkissen, unter das Gesäß weiches flaches Kissen, Kopfkissen.

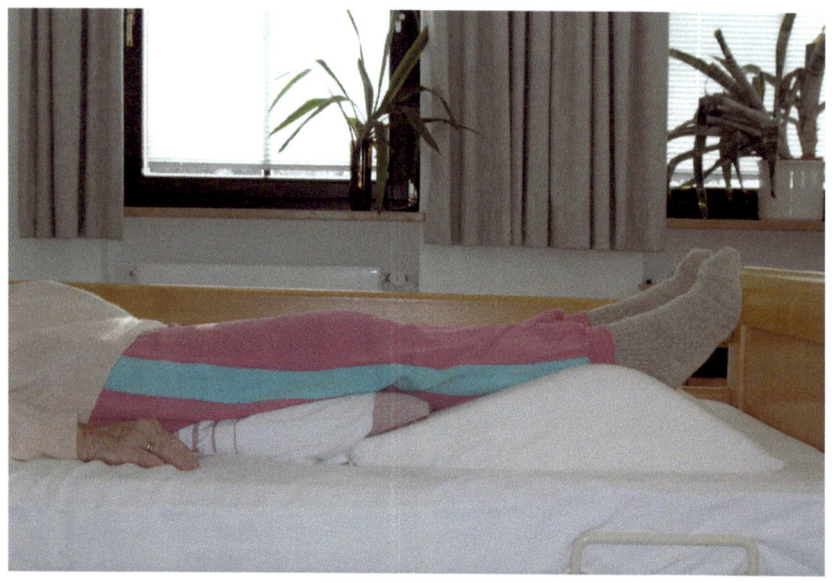

Abb. *. *: Kap. 7 Abb. 7. 4. Lagerung

Tipp
- Im Sommer auf Zugluft achten, ebenso auf Mückenplage, hier ist ein Moskitonetz der wirksamste Schutz, da der demente Mensch sich nicht wehren kann.

- Im Winter warm einpacken, ein Schaffell am Rücken oder an den
  Füßen tun gut.

Wärmflaschen sind wegen Verbrennungsgefahr ungeeignet

Im Heimbereich hält das Haus die Hilfsmittel vor. (Weichlagerungsmatratzen, Lagerungsmittel, Mobilisierungsstühle).

7. 9   Sich beschäftigen und Tagesstruktur

Das Zeitfenster für Angebote wird immer kleiner, war ein Hund zeitlebens Weggefährte des Menschen, wird dieser Besuch bis zum Tod Aufmerksamkeit, Wachsein und ein gutes Gefühl erzeugen

Im Mobilisierungsstuhl oder im Bett eine Katze reichen oder einen Hund zu Besuch kommen lassen.

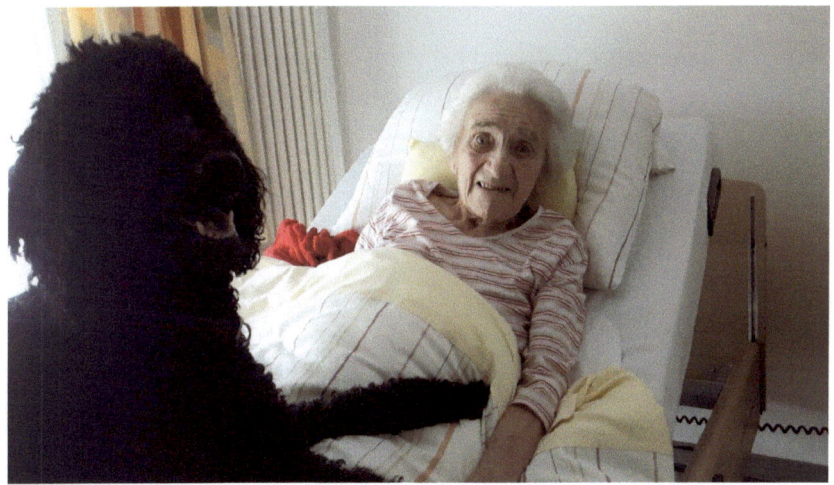

Amber mit Frau M. 8/17

In den meisten Fällen kann der Betroffene über Musik erreicht werden. Beliebte Musikrichtungen sollten bekannt und angeboten werden. Die Angebote sollten sich nach den Wachphasen richten.

Hat der Betroffene früher selbst ein Instrument gespielt, wird ihn der Klang des bekannten Instrumentes noch erreichen, auch wenn er nicht mehr kommuniziert.

Eine weitere Möglichkeit bietet das Abspielen von bekannten Geräuschen wie Tierstimmen (z. B. Vogelgezwitscher, Fröschequaken) und Glockengeläut.

Jede Kontaktaufnahme sollte von vorne in Augenhöhe mit dem Betroffenen erfolgen. Auch wenn der Betroffene die Augen geschlossen hat, ist er mit sanfter und verständlicher Stimme anzusprechen. Dabei sollte ein Begrüßungsritual (z. B. Hand auf Schulter legen) befolgt werden.

Angehörige oder Betreuungskräfte teilen oft mit, dass die Betroffenen kaum reagieren. Dennoch ist ein Besuch am Bett sinnvoll und sollte regelmäßig durchgeführt werden. Die menschliche Stimme vermittelt Sicherheit. Kurze Texte können vorgelesen werden. Alte Kinderreime, Gebete, Rosenkranz greifen sehr lange.

Weiterhin können bekannte und beliebte Gerüche angeboten werden.
Auf ein Taschentuch Kölnisch Wasser oder Lieblingsparfum auf die Schulter gelegt
- Ein Lavendelduftsäckchen
- Blumen je nach Jahreszeit

Auf Duftstoffallergien achten!

Die Angebote sind täglich zu planen.

7. 10   Sich als Mann /Frau fühlen und verhalten

Ehepartner haben etwas mehr Zeit, wenn Betroffener zu Hause betreut wird oder im Heim untergebracht ist.

Im häuslichen Bereich ist die Pflege oft eingespielt, wird körperlich leichter, wenn Pflegekräfte kommen. Dennoch ist das Präsentsein wichtig.

Partner und Kinder, die den schwerstkranken und später sterbenden Angehörigen betreuen, brauchen Trost und Zuspruch.

7. 11   Für eine sichere Umgebung sorgen

Betroffene sind meist bettlägerig, haben keine Eigenbewegung mehr. Um Stürzen vorzubeugen, können Bettgitter angebracht werden. (Kap. 5. Phase 11)

7. 12   Soziale Bereiche des Lebens sichern

Kontakte sollten weiterhin gepflegt werden. Freunde oder Bekannte bitten, in der Zeit des Ausganges der Pflegenden beim Kranken zu bleiben.

7. 13 Mit existenziellen Erfahrungen des Lebens umgehen

Zu Hause Kontakt zu Hospiz aufnehmen. Zitat *(#Flyer, #Hospiz, C. Hartwig, Rödental, 2007#),*

Hospiz Grundgedanken:
»Menschen in entscheidenden Lebensphasen sind oft alleingelassen mit ihren Ängsten, ihren Schmerzen und ihrem Bedürfnis nach Gespräch oder nach gemeinsamem Schweigen.

Merksätze zur Begleitung Sterbender
- Nähe spüren lassen. Sterbende erleben ihre Umwelt oft mehr über ihre Sinne als über Worte. Deswegen kommt es darauf an, zu sehen, zu hören, zu fühlen, zu berühren.
- Aktiv zuhören. Versuchen Sie einfühlsam und geduldig zu zuhören, hier den Pflegenden mit ihren Sorgen und Ängsten, der sterbende Demenzkranke wird nur sehr eingeschränkte Mitteilungsformen haben. Es ist wichtig, auch Körpersignale und kleinste Gesten zu beachten (Mimik, Blickkontakt). Lassen Sie sich auf keinen Fall dazu verleiten, von eigenen Erfahrungen zu sprechen! Eigene Vorstellungen und vor allem irgendwelche Ratschläge haben in dieser Situation keinen Platz.
- Achtung vor der Persönlichkeit. Respekt vor der Persönlichkeit des Sterbenden. Selbst Angehörige können nicht alles über einen Menschen wissen. So wie der Mensch jetzt ist – in all seiner Hilflosigkeit und Schwäche – ist er von Gott geliebt.
- Gefühle zulassen, Gefühle gehören zur Sterbebegleitung und haben ihr Recht. Auch Helferinnen und Helfer sollten sie bei sich wahrnehmen und gelten lassen. Es ist besser einzugestehen: »Ich fühle mich hilflos. . . «, als in hektische Betriebsamkeit zu verfallen.
- Loslassen und freigeben, Sterbebegleiter wissen, dass sie Abschied nehmen müssen, nur bis zu einem gewissen Punkt ist die Beleitung möglich – den letzten Schritt geht jeder allein. Je stärker ein ster-

bender Mensch spürt, dass Angehörige oder andere Begleitperso-
nen ihn loslassen, desto leichter wird er auch gehen können.

- Sich Zeit nehmen und Ruhe schaffen. Das Da-sein und Da-bleiben
  am Sterbebett erfordert Aufmerksamkeit und gesammelte Kraft.
  Alltagsgeschäfte und Nebenbeschäftigungen wie Handarbeiten
  oder Lesen haben hier keinen Raum. Wer im Moment zu sehr mit
  eigenen Angelegenheiten belastet ist überlegt sich, ob er oder sie
  jetzt den Dienst der Sterbebegleitung tun kann. Nur im ruhigen
  gesammelten Dasein für den anderen liegt die eigentliche Kraft.
- Für angemessene äußere Bedingungen sorgen. Das Sterbezimmer
  sollte aufgeräumt sein, wenn es möglich ist. Vielleicht können eine
  Blume oder eine Kerze hingestellt werden. Alle störenden Geräusche vermeiden. Bei Nacht keine grelle Beleuchtung. Den Raum
  des Sterbenden etwas erhellen, Sterbende wünschen Licht.
- Körperliche Erleichterung verschaffen. Versuchen sie den sterbenden Menschen so gut und sanft wie möglich zu pflegen, hier
  wichtig eine regelmäßige Mundpflege. Die Schmerzen versuchen
  zu lindern. Duftöle helfen dem Sterbenden und sich selbst, zu entspannen und die Sinne anzuregen.
- Wünsche erfüllen, die der Sterbende haben könnte. Veranlassen
  Sie, dass bestimmte Personen herbeigeholt werden, vielleicht der
  vertraute Gemeindepfarrer. Wenn der Sterbende damit vertraut ist,
  beten und singen sie mit ihm und sprechen bekannte liebgeworde-
  ne Texte. Biographie muss bekannt sein. Jeder Mensch hat seeli-
  sche, geistige und religiöse Bedürfnisse – gerade im Sterben.
- Botschaft wahrnehmen, Helfer in der Sterbebegleitung haben die
  Chance, das Sterben als Teil des Lebens zu begreifen. Zitat Ende.

Für Angehörige sind Helferkreise des Hospiz ein tröstender Begleiter. Wesentliche Fragen, die die Pflegende noch mit sich tragen, können formuliert werden. Gehen Sie ehrlich mit sich um, wenn sie noch etwas mit dem
Kranken aufzuarbeiten haben, scheuen Sie sich nicht, professionelle Hilfe
aufzusuchen. Schuldgefühle braucht niemand haben. Jeder, der sich auf
eine häusliche Pflege einlässt und diese Aufgabe stemmt, verdient größte
Anerkennung.

Sich um eigene Belange kümmern, Gedanken um Zukunft machen, wenn der Kranke nicht mehr ist. Neue Lebensabschnitte überdenken. Wohnung verkleinern, Ehrenamt übernehmen. Hinterbliebene sind für Betreuung von Menschen mit Demenz gut geeignet, weil sie die Situation kennen. Die Lage überblicken und Ruhe bewahren.

Sprechen Sie sich weiter mit der Angehörigengruppe aus.

Viele Angehörige äußern Hilflosigkeit und Angst vor dem Tod

Anzeichen für den nahenden Tod sind:

Atmung erschwert, pumpend oder das Tracheale Rasseln wirkt auf Angehörige und Helfern sehr bedrohlich. Die Palliativkraft sollte von Anfang an erklären und begleiten, die Symptome des Sterbeprozesses einfühlsam erklären.

- Weißes Nasen-Mund-Dreieck
- Rascher schwacher unregelmäßiger Atem
- Klebrige Kaltschweißigkeit
- Bläulich marmorierte Haut an Händen und Füßen
- Puls schnell, unregelmäßig
- Hohe Temperatur
- Unruhe Ängstlichkeit, Festhalten
- Teilnahmslosigkeit bis zur völligen Eintrübung

Unsichere Todeszeichen:

- Kein Herzschlag
- Atemstillstand
- Fehlen des Pupillenreflexes

Sichere Todeszeichen

- 4-12 Stunden nach Eintritt des Todes beginnt die Leichenstarre vom Unterkiefer zum Hals abwärts gehend.
- Fehlen der Gehirnströme
- Die Augenhornhaut trübt sich
- Leichenflecken werden sichtbar, hellrot bis dunkelrot, eine Verfärbung der Haut beginnt an den Ohren, Hals und dem gesamten Rücken.

Der Arzt stellt den Totenschein aus, der für das Begräbnisinstitut und alle Behörden wichtig ist.

Einige Unterlagen sollten nach dem Tod bereit liegen
- Geburtsurkunde
- Stammbuch
- Heiratsurkunde oder Familienbuch
- Ggf. Sterbeurkunde des Ehepartners
- Ggf. Scheidungsurteil
- Personalausweis
- Krankenkassenunterlagen
- Lebensversicherungspolicen
- Rentenunterlagen
- Bestattungsvorsorge-Vertrag (*#Unterlagen Ahorn-Grieneisen GBG Bestattungen, Höfer Peter#*)

Menschen, hochbetagt in der Endphase der Demenz haben ihre »eigene Zeit«, d. h. der Prozess des Gehens kann lange dauern. Sterben ist ein natürlicher Vorgang am Lebensende, wir als Menschen die in der Nähe sind und begleiten müssen nun darauf achten, dass keine seelischen, körperlichen Schmerzen quälen. Ein achtsames, liebevolles Begleiten kann dem Betroffenen ein Sterben in Frieden und Ruhe ermöglichen, wie ein Kerzenlicht erlischt

Informieren aller Angehörigen und Freunde des Verstorbenen, die Abschied nehmen wollen, ist wichtig. Trauernde beschreiben Abschiednehmen als hilfreiche Situation, um das Verstorbensein zu begreifen. Viele Angehörige erleben das Entschlafen des Kranken als tröstende Gnade. Das Dabeisein in der letzten Stunde ist den Angehörigen selbst Trost. Je nach Familienreligiosität kann gebetet oder Seelsorger gerufen werden.

Nach dem Tode eines Angehörigen ist der Besuch der Selbsthilfegruppe noch lange tröstend, viele Situationen können im Gespräch aufgearbeitet werden und geben in der Trauerphase Halt und Kraft.

Nach einer Trauerzeit, die individuell verschieden lange sein kann, gibt es Angehörige, die sich ehrenamtlich in Heimen einbringen und durch ihre Erfahrungen eine sehr wertvolle Bereicherung und Entlastung der Pflegenden und sozialen Betreuung sind.

Im Heim:

Im Heim gibt es mittlerweile Abschiedsrituale. Nach Versterben eines Bewohners werden am Eingang eine Kerze und eine Blume aufgestellt. Die verstorbenen Bewohner werden mit einem Kruzifix auf dem leeren Platz auf den Heimgang aufmerksam gemacht. Vor Beginn der Gruppen teilt die Gruppenleitung auf das Versterben hin und singt z. B. »Befiehl du deine Wege«. Am Ende des Liedes verabschiedet sich die Gruppenleitung noch einmal vom Verstorbenen.

In der Hauskapelle befindet sich das Buch, in dem an die Verstorbenen mit Bild und Vers gedacht werden kann.

Die Konfrontation mit dem Tod lässt Religiosität und Spiritualität bedeutsam werden; bewusstes Abschiednehmen und rituelle Sterbebegleitung bilden ein spirituelles Fundament für die direkte und indirekte Begegnung mit dem Tod. In Zukunft wird es immer wichtiger, die Rituale der verschiedenen Religionen und Kulturen zu kennen und diese zu beachten.

Für Pflegekräfte ist nach oft jahrelanger Begleitung eines Heimbewohners das Mitgehen zur Beerdigung ein würdiges Verabschieden vom gegangenen Menschen.

Pflegende sollten sich immer wieder vor Augen halten, dass der Beruf in der Altenpflege physisch und psychisch extrem belastend ist, durch oft jahrelanges, intensives Begleiten täglich kann der Pflegende Trauer empfinden.

Sterben in kurzer Zeit mehrere Bewohner, die täglich ein- bis zweimal aktiviert, betreut, getröstet, umarmt, und denen Essen verabreicht wurde, bleibt eine Trauerreaktion nicht aus. Pflegekräfte sollten sich dieser Tatsache bewusst sein. Gefühle, die nach dem Tod der verstorbenen Bewohner entstehen, sollten ernst genommen werden. So können Gefühle der inneren Leere ein Hinterfragen auslösen, ob denn die Arbeit überhaupt Sinn hätte. Ein Herunterspielen wäre falsch. Ehrlich mit sich umgehen, auch Hilfe von außen durch professionelle Beratung sind zu empfehlen. In manchen Heimen kann in Teamsitzungen durch Erörtern der Probleme Hilfe vermittelt werden, es gibt die Möglichkeit der Supervision, die hilfreich sein kann. Was wem gut tut, muss jeder Pflegende für sich herausfinden, nur er alleine kann es tun.

Für alle Menschen, die sich nicht mehr mitteilen können.

Danke – für dein freundliches Eintreten in mein Zimmer

Danke – für deine sensible Essenseingabe

Danke – für das diskrete Anlegen der Vorlage

Danke- für die wohltuende Einreibung

Danke – für das Auflegen meiner Lieblingsmusik

Danke – für deine beruhigende Worte

Danke – für die sanfte Mobilisierung

Danke – für dein fröhliches Lachen

Danke – für die Spazierfahrt im Freien

Danke – für die nicht zu straffe Fixierung

Danke – für dein leises Arbeiten in der Nacht

Danke – für die richtige Lagerung

Danke – für deine laute, deutliche Sprache

Danke – für die Zeit mit dir.

Monika Hammerla, Juli 2006

Literatur

Auner, S. Hörmann, B. , Dr. Krämer S. : Technische Hilfen für Demenz-kranke. Berlin: Deutsche Alzheimer Gesellschaft e. V. 2005, S. 7-93.

Bauer, G. , Dr. Hasselkus, Leben ohne Barrieren, Konzepte für Bad und Toiletten, Flyer, 2004

Böhm, E. , Verwirrt nicht die Verwirrten. Psychiatrie-Verlag, 1999, S. 202.

Förstl H. : Demenzen Theorie und Praxis. Berlin: Springer 2001, S. 410-412. S. 375-383. S. 413.

Dörre, U. AlzheimerInfo Berlin: Deutsche Alzheimer Gesellschaft. 2007, S. 7

Grond, E. Die Pflege verwirrter Menschen. Freiburg-Breisgau: Lambertus 2003, S. 237, S. 133, S. 182-183, S. 242.

Hammerla, Monika, Häusliche Pflege von dementen Menschen und der Mög-lichkeiten der Entlastung in der Stadt Rödental 2003. Siehe Anhang

Hammerla, Monika, Der Alltag mit demenzerkrankten Menschen. Mün-chen: Elsevier 2008 vergriffen.

Hammerla, Monika, 100 Tipps zur Mund-und Zahnpflege, Hannover: Bri-gitte Kunz Verlag, 2014

Hammerla, Monika, Bewegen ist Leben, Hannover Schlütersche Verlags-gesellschaft, 2016.

Hammerla, Monika, Keller Claudia, Seniorenaktivierung kompakt, Han-nover Schlütersche Verlagsgesellschaft, 2012.

Hartwig, C. : Menschenwürdig bis zuletzt. Coburg: Flyer 2007.

Höfer P. GBG Bestattungen Ahorn- Grieneisen, 2008

Brief Cognitiv Rating Scale BCRS
http: //doctorchat. de/cms/pic/bcrs. htm, 18. Juni2006.

Köther I. , Gnamm E. : Altenpflege in Ausbildung und Praxis, Thieme 1995,
S. 260, S. 440.

Kraft. J. : Schluckstörungen bei Menschen mit Demenz, Fortbildung Zentrum für Geriatrie, 2004

Kraft, J. : Goldene Regeln für Demenz, Fortbildung 1998

Kristel, K. Gesund pflegen, , Urban&fischer, 1998# S. 37

Kurz A. #Handbuch der Betreuung und Pflege von Alzheimer-Patienten,
1999 # S. 51, S. 21, . S. 26, S. 56-57, S. 60 s. 88, S. 92. S. 20.

Lehmann, C. : Aus meinem Leben. Coburg: Visionprint2007, S. 11- 85.

Lützau-Hohlbein von H. : Ambulant betreute Wohngemeinschaften für
Demenzkranke- Selbstbestimmung und Qualität. Alzheimer Info
2007, S. 18.

Marr M. : Umgang mit gerontopsychiatrisch veränderten Menschen: Un-
terrichtsmaterial. Nürnberg: Selbst erstelltes Skript, 2001, S. 86-88.

Menebröcker, C. : Ernährung bei Demenz. Die Schwester Der Pfleger, Ort
45 Jahrgang 8/06 S. 604-607.

Mentzing S. : Expertenstandard Schmerzmanagement in der Pflege. Osna-
brück: 2005, S. 65.

Meyer, M. : Pflegende Angehörige in Deutschland. Münster: LIT VERLAG
2006, S 63, S. 69.

Messer, B. Pflegeplanung für Menschen mit Demenz. Hannover: Schlütersche Verlagsgesellschaft mbH&Co. KG 2004, S. 165.)

Nordmann, H. : Seniorenratgeber, Apothekenzeitung 3/07, S. 29.

Nydahl P. ; Bartoszek G. : Basale Stimulation. Jena: Urban &Fischer 2003, S. 2-6, S. 64, 108-109, S. 113, S. 157-161, S. 203-210

Otto, U. Carl, S. : Mensch sein. Mensch bleiben. Wetzlar: Alzheimer Gesellschaft Mittelhessen e. V. 1997 S. 94. -95.

Pfrimmer /Nutria Mangelernährung bei Senioren 2000

www. wdr. de/tv/ardrecht/fragen/frage. phtml?Code=16300-342;09. 12. 2007.

Rath B. : Mensch sein, Mensch bleiben Alzheimer Gesellschaft Mittelhessen e. V. Wetzlar, 1997, S. 137, S. 95.

Rohling-Spitzer, D. ; Römisch E. : KDA-Qualitätshandbuch Leben mit Demenz. Köln: 2001, S. III/ 136.

Schmidt-Hackenberg, U. : Wahrnehmen und motivieren. Hannover: Vincentz Verlag 1996, S. 36.

Schöndorf, B. : Alzheimer Info #. 3/07 S. S. 18, S. 12 /2007.

Steinhagen –Thiessen E. : Neurogeriatrie. Berlin: Blackwell Verlag 2003, S. 56. S. 78, S 24, S. 82.

Tageszentrum am Geiersberg, 35578Wetzlar Liederbücher mit CD

Mensch sein, Mensch bleiben Alzheimer Gesellschaft Mittelhessen e. V. Wetzlar, 1997

Wojnar, J. : Praxisreihe der Dt. Alzheimer Gesellschaft e. V. Band 6, 2006.

Technologieprodukte. : http: //www. deutschealzheimer. de/index. php?id=53;06. September 2007.

Schwarz, G. Voraussichtliche Änderungen in den Leistungen der Pflegeversicherungen ab 1. 7. 2008. Evangelische Gesellschaft, Stuttgart, 20. 4. 08

Sträßer E. : Mensch sein. Mensch bleiben. Alzheimer Gesellschaft Mittelhessen e. V. Wetzlar: 1997. (S. 69-73).

[2] **Stenzel, Carola (2016):** Pflegestärkungsgesetz II. Von den Pflegestufen zu den Pflegegrade. DBfK Bundesverband e. V. Erlangen, 10. 05. 2016.

[3] **Bundesministerium für Gesundheit (Hg.) (2016):** Das Pflegestärkungsgesetz II. Das Wichtigste im Überblick. Berlin.

[4] **vdek (Hg.) (o. J.):** Bestandsschutz Pflege. Online verfügbar unter https: //www. vdek. com/presse/glossar_gesundheitswesen/bestandsschutz-pflege. html, zuletzt geprüft am 17. 06. 2016.

[5] **Sozialverband VdK Sachsen e. V. (Hg.) (o. J.):** Die Umsetzung des Pflegestärkungsgesetzes I und II. Online verfügbar unter http: //www. vdk. de/sachsen/pages/pflege/65922/pflegestaerkungsgesetz_i_und_ii, zuletzt geprüft am 17. 06. 2016.

Dipl. Soz. Päd. (FH) Frank Gerstner, Soziale Dienste BRK Lichtenfels ab 2015

Diplomica Verlag 2008 –ISBN: 13-978-38366209-3

Register

.